健康中国医学科普丛书

陈孝平○总主编

骨质疏松症的防治与康复

叶哲伟○主审　张 玉　黄 玮○主编

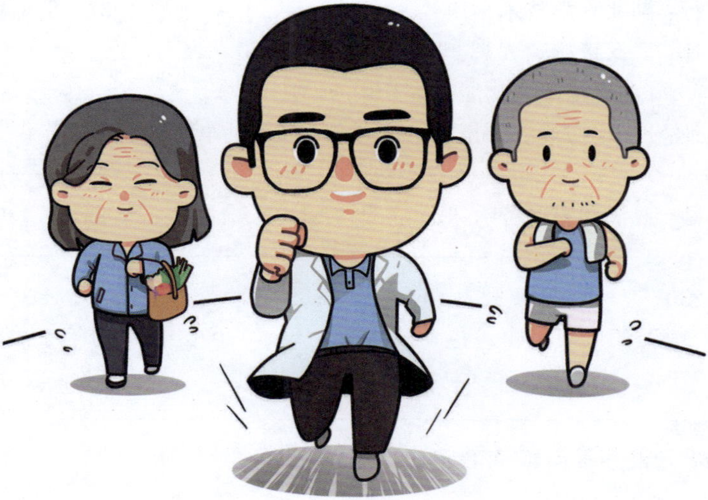

长江出版传媒
湖北科学技术出版社

图书在版编目(CIP)数据

骨质疏松症的防治与康复 / 张玉，黄玮主编. —武汉：湖北科学技术出版社，2020.10

(健康中国医学科普丛书)

ISBN 978-7-5706-0776-1

Ⅰ.①骨… Ⅱ.①黄… Ⅲ.①骨质疏松－防治 ②骨质疏松－康复 Ⅳ.①R681

中国版本图书馆 CIP 数据核字(2019)第 218761 号

骨质疏松症的防治与康复

GUZHISHOUSONGZHENG DE FANGZHI YU KANGFU

责任编辑：冯友仁　程玉珊　　　　封面设计：胡　博

出版发行：湖北科学技术出版社　　　　电话：027－87679447

地　　址：武汉市雄楚大街 268 号邮编：430070

（湖北出版文化城 B 座 13－14 层）

网　　址：http：//www.hbstp.com.cn

印　　刷：武汉邮科印务有限公司　　　　邮编：430205

880×1230　1/32　3.75 印张　120 千字

2020 年 10 月第 1 版　　2020 年 10 月第 1 次印刷

定价：35.00 元

《骨质疏松症的防治与康复》

编　委　会

主　　审	叶哲伟
主　　编	张　玉　黄　玮
副 主 编	邵增务　史　琛　王　洪　郭晓东　田洪涛
编　　委	高　飞　黄　欣　欧阳柳　帅　波　童　伟
	王金龙　谢　卯　张　波　洪　攀　谢　馨
	杨文博　王　朋　赵　瑛　黄　璞　马利云
编写秘书	杨文博

健康中国医学科普丛书

（华中科技大学同济医学院附属协和医院版）

序言

上古时代，巫医同源。医学从诞生之初，就充满神秘色彩。随着现代学术体系的建立，理论知识日新月异，医学更成了一门深奥的学问。生老病死偏偏是每个人无法选择的宿命。如此错位造就了大众对医学知识历久弥新的饥饿感。而这，正是医学科普存在的前提。

华中科技大学同济医学院附属协和医院有重视医学科普的优良传统。我们的老一辈专家，如著名医学家管汉屏教授、于光元教授、朱通伯教授等，都曾撰写过科普文章，受到群众欢迎。早在20年前，我们就成立了覆盖全院的学科宣传员队伍，沟通全院的科普宣传工作。进入新时代，医学科普面临的受众和传播手段都发生巨大变化，协和医院的科普工作同样与时俱进。我们在官方微信号上开辟科普专栏，普及常识，纠正误解，深受群众欢迎；我们在全国率先举办微信科普大赛，领一时风气之先；我们还加大与相关媒体合作，陆续向社会推出了多期科普节目。此次医学科普丛书的出版，标志着华中科技大学同济医学院附属协和医院医学科普的又一创举。

此套丛书涵盖儿科、骨科、眼科、肿瘤、胃肠、泌外等多个学科，将分批出版发行。成书的主要原则，是既要贴近群众生活，答疑解惑，具备很强的指导性；又要生动活泼，形式多样，具备很好的可读性。具体说来，有下面4个特点。

1. 贴心——答患者之所想

做医学科普，关键是要换位思考，与患者高度共情。唯有如此，才能做到答患者之所想，急患者之所急。本套丛书从策划初始即坚守这一原则，在选题挑选时力求贴近就医实际，从困扰绝大多数患者的普遍性问题着手。我们希望，不仅能解决患者的实际疑惑，而且能传递出医护人员的一份人文关怀和精神慰藉。

2. 真实——与虚假信息争夺话语权

在现今网络时代，看似人们获得信息的途径看似越来越多，越来越快捷，但面对庞大数据如何鉴别、筛选，从而获得真实、可靠的信息又成为一大难题。尤其是在患者通过网络寻医问药时，这种问题更是十分突出。有鉴于此，本套丛书中特别重视澄清一些流行性的误解，不让患者被虚假信息蒙蔽，力争用专业素养提供最真实的健康知识。

3. 好懂——说患者听得懂的话

医学科普需要用通俗易懂的语言为非专业人士讲述医学问题，让他们能够理解并接受，这不仅需要深入理解医学，更需要巧妙运用语言风格与写作技巧。本套丛书语言通俗平易，且有精美插图，就是为了做到易读、易懂、易传播。

4. 权威——遵循国内外规范、紧跟学术前沿进展

全套丛书中，从医学基础知识到疾病诊断、分期，再到治疗方法，都遵循行业国际、国内规范，紧跟前沿进展。医学发展日新月异，本丛书特别注重对这些新进展的讲述，给患者带来新的希望和方法。医院办科普，既是顺应医学发展的规律，也是职责所在。希望我们的呼吁，能够唤醒群众的健康管理意识；希望我们的专业，能够提高群众的健康管理能力；更希望我们的真诚，能够帮助群众理解医学与医生，助力和谐医患关系的建立。希望本套丛书能够成为读者朋友们的良师益友，如果您能将它推荐给家人和朋友，那就是对他们最好的关爱，也是对我们最大的褒奖。

目录

第 1 章

什么是骨质疏松症？

骨质疏松症，顾名思义就是骨头的质地变疏、变松。我们打个比方，假设正常的健康骨头像墙壁那么硬的话，那么骨质疏松症患者的骨头严重的有可能像沙子那么软。

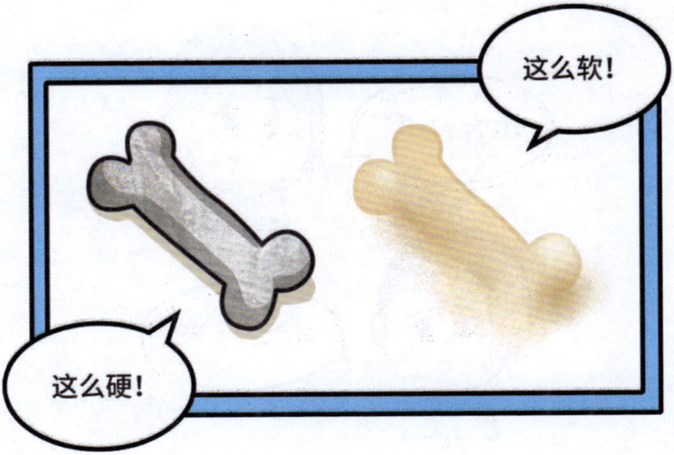

骨质疏松症其实是一种以骨量低、骨组织微结构损坏，导致骨脆性增加，容易发生骨折为特征的全身性骨病。主要特征有两个方面，一是骨强度下降，就是说骨头质量变差了；二是骨折风险增加，就是说很容易出现骨折。

骨质疏松症可以出现于任何年龄，但最常见的是绝经后的女性和老年男性，随着我国老年化社会的来临，骨质疏松症已经成为我国面临的重要公共健康问题。据调查，我国 50 岁以上人群骨质疏松症患病率女性为 20.7%，男性为 14.4%，我国骨质疏松症患者近 7 000 万人，骨量减少的已经超过 2 亿人。

骨质疏松症可以分为两大类，一种是“原发性骨质疏松症”，也是我们本书介绍的重点；另外一种是“继发性骨质疏松症”，是指由其他疾病或其他原因比如药物引起的骨质疏松症，我们在本书也专门有章节介绍。

据调查显示

我国50岁以上人群骨质疏松症患病率：

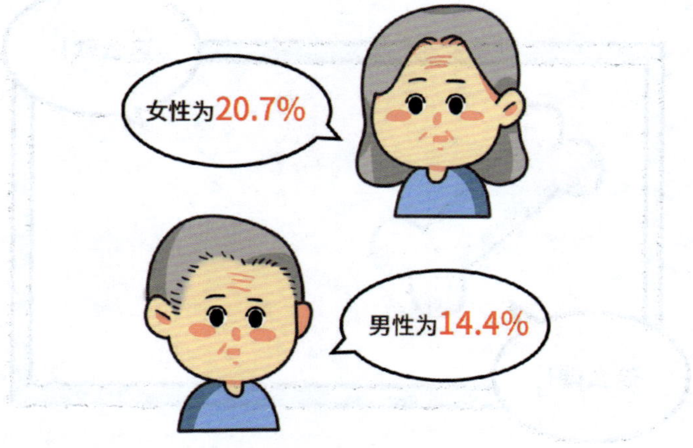

我国骨质疏松症患者近7000万人

骨量减少的已经超过2亿人

骨质疏松症导致的严重后果就是骨质疏松性骨折，其发病后危害巨大，是老年患者致残和致死的主要原因之一。然而，在这里必须强调的是，骨质疏松症是可防可治的。后面的章节我们就将带着大家一起深入了解骨质疏松症这个疾病及其防治和康复的方法。

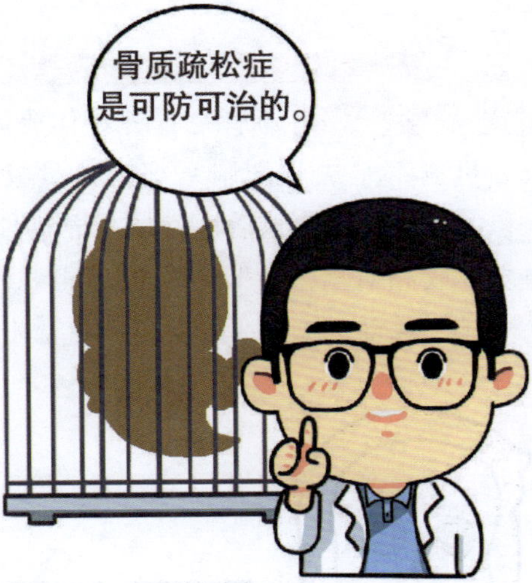

第 2 章

骨质疏松症是如何发生的？

当您去医院检查时，发现有骨量减少、骨组织显微结构退化等特征，就可能是骨质疏松症啦！不管是哪种具体成因所致的骨质疏松症，形成的核心机制都是成骨细胞系细胞数量减少或活性减低，成骨能力下降，和（或）破骨细胞活性增加，导致骨吸收功能增加，从而使得骨矿物质吸收相对增加，骨量减低。想要深入了解骨质疏松症发生的具体机制，就要先认识一下骨骼的正常生理及代谢机制！

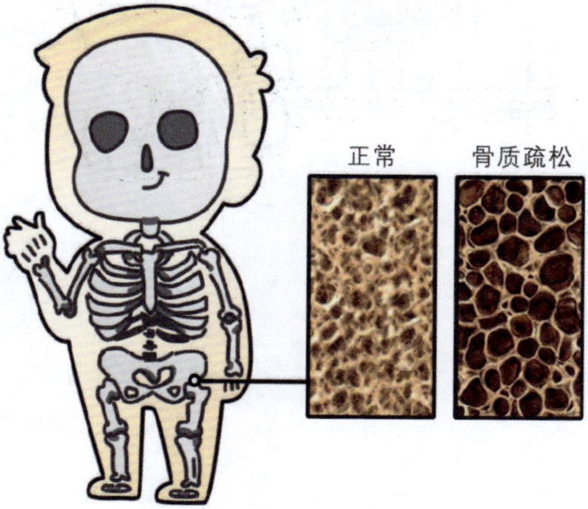

哪些因素决定了骨骼的强度呢？

是什么决定了骨骼的强度？答案是骨量、骨基质成分及骨骼微结构。骨骼强度的最主要因素——骨量，起到了 50％～70％的作用。其次是骨基质，它包含有机成分与无机成分，有机成分如细胞分泌的蛋白（如Ⅰ型胶原等）；在无机成分中，钙磷复合物形成一个晶体结构，叫作羟基磷灰石，是维持骨骼坚硬最重要的结构。注意啦！这些成分的丢失都会导致骨质疏松症。

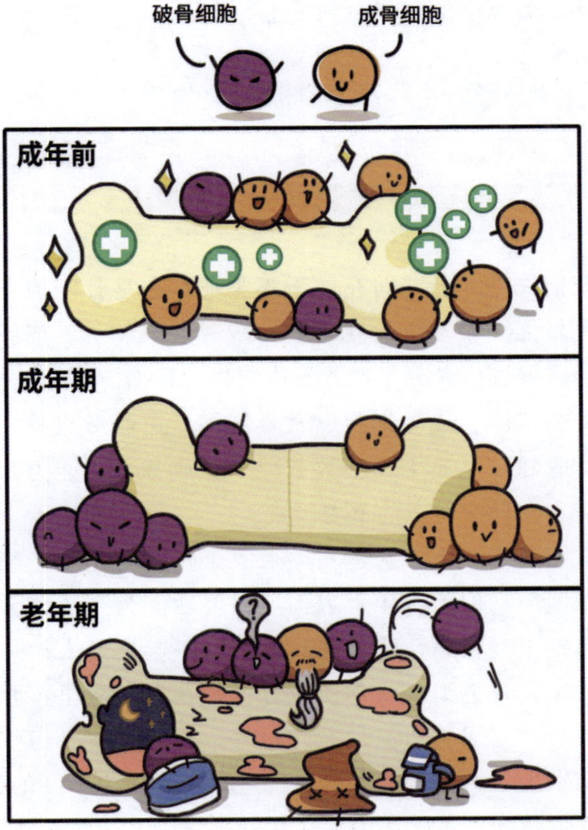

骨骼是怎么形成和丢失的呢？

您可能有所不知，骨骼终身都在悄悄地进行吸收和合成，进而维持骨量。包括去除老化的、结构受到破坏的骨骼（骨吸收）和以新生的骨组织代替（骨形成），从而保证骨骼的强度及功能。在人的一生中，骨骼分为三个阶段：成年前，骨骼不断构建、塑形和重建，骨形成大于骨吸收，此时骨骼是正向增长的状态；成年期，达到重建平衡，骨量得以维持；老年期，则由于各种原因导致骨吸收大于骨生成，使得骨量减少，容易导致骨质疏松症的发生。在这不断重建的过程中，骨骼中的细胞起到了主导作用。

究竟有哪些细胞参与了骨骼的重建呢？

参与骨重建的细胞主要为促进骨生成的——成骨细胞系细胞，包括骨髓间充质干细胞、成骨细胞、骨细胞及促进骨吸收的——破骨细胞。

首先我们来讲讲骨髓间充质干细胞吧！它是骨髓中发现的一种具有自我更新能力及多向分化潜能（成骨、成软骨、成脂肪等）的干细胞。会在促进成骨分子如骨形成蛋白（BMPs）等的作用下，逐级分化为骨祖细胞、成骨细胞以及骨细胞，进而形成骨。但随着年龄的增加，骨髓间充质干细胞数量减少，成骨分化能力也减弱，构成了老龄骨质疏松症发生的重要因素。

再来看看成骨细胞，它是一类来源于骨髓间充质干细胞成骨分化的下游细胞。它们附着于骨表面，主要功能为合成并分泌骨骼基质，主要包括Ⅰ型胶原，然后和其他蛋白一起形成未矿化的类骨质结构。进一步，骨组织吸收钙质成分，并在类骨质里沉积下来，形成羟基磷灰石，完成骨组织的矿化过程，成为正常骨组织。这类细胞也有着特别之处，处于不同活性状态时，表现为不同的细胞形态，活动期为立方体状，静息期为扁平状骨衬细胞，当它们成骨分化时，

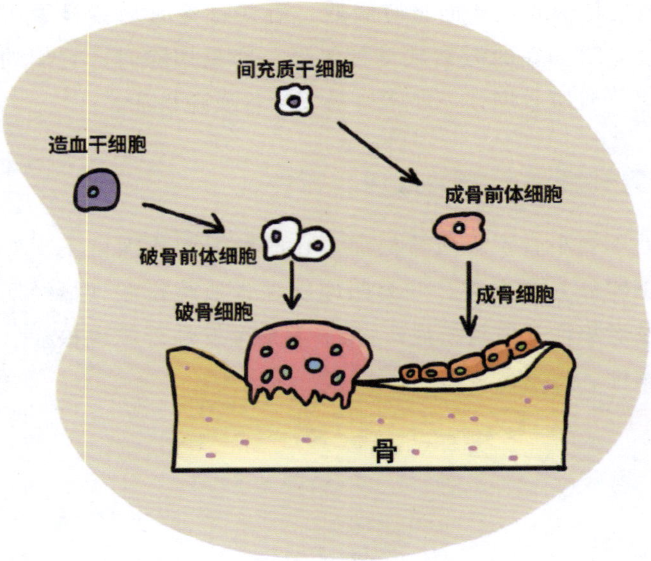

一部分会大量分泌骨骼细胞外基质，将自身包裹，并停止分泌功能达到静息状态，成为骨细胞。另一部分则成为扁平状的骨衬细胞附着于骨表面，处于静息状态，为随时需要的骨形成做准备。

再来认识一下占所有骨骼细胞 90%～95%之多的骨细胞吧！它可是骨骼存活周期最长、含量最高的细胞！作为骨组织的支撑结构，它们由成骨细胞最终分化而成。骨细胞能够感应骨组织的应力改变情况，进而代谢分泌一些促进骨形成的因子（TGF-β、BMP-2），以及骨吸收的因子（RANKL），引导成骨细胞系细胞和破骨细胞分别发挥成骨与骨吸收功能。

目前为止发现的唯一的能够发挥骨吸收功能的细胞——破骨细胞，是由造血干细胞分化而来的。它们也有两种状态，在静息状态下表现为单核细胞。而在收到活化命令如 RANKL 蛋白刺激时，则激活成为具备骨吸收功能的多细胞核的破骨细胞。此时，它们附着于骨表面，利用局部产生的酸性微环境及骨吸收的蛋白酶如 Cathepsink，消化骨基质，从而将骨吸收。有些特殊时期会显著影响破骨细胞状态，例如在雌激素缺乏如绝经、卵巢切除时，它们的活性将显著升高，骨吸收增强，非常容易发生骨质疏松症。

导致骨质疏松症的原因有哪些？

千万不要小看了骨质疏松症，它的种类和成因可不少呢！骨质疏松症主要分为两大类，一类叫原发性骨质疏松症（绝经期后骨质疏松症及老年性骨质疏松症）；另一类是继发性骨质疏松症（营养不良、药物性、特发性等），但核心机制都是我们前面提到的——骨形成与骨吸收的负平衡导致骨量丢失。

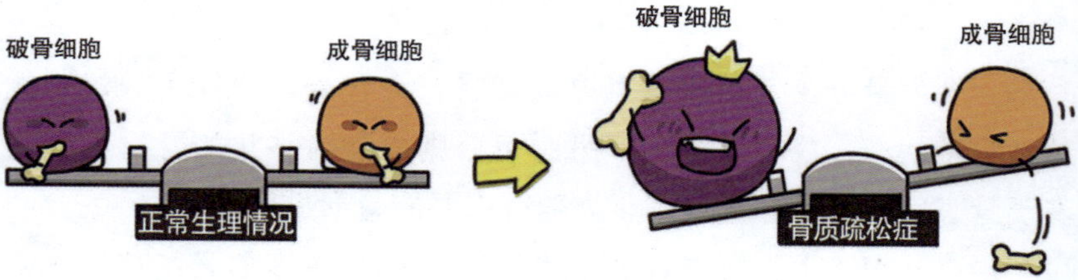

本章节我们重点讨论了原发性骨质疏松症。原发性骨质疏松症又可以分为老年性骨质疏松症及绝经期后骨质疏松症。

绝经后为什么会患骨质疏松症呢？这是因为绝经期后女性雌激素水平降低造成的。雌激素本身对破骨细胞的活性有抑制作用，下降后对破骨细胞的抑制作用也减弱了，会致使破骨细胞的数量增加及活性增强。尽管成骨细胞介导的骨形成也在不断增加，但这不足以弥补过度骨吸收导致的骨骼减少。因此绝经期后女性会出现骨小梁数量减低、孔隙度增加、骨量减低、骨强度下降的状况，也就容易发生骨质疏松症。

老年性骨质疏松症自不必多说。随着年龄的增大，促进骨生成的细胞活性就会减低，例如骨髓间充质干细胞数量减低、成骨分化减弱、成骨细胞活性降低，这个时候的骨形成功能实际是非常弱的，这种进行性骨丢失最终导致了骨质疏松症。

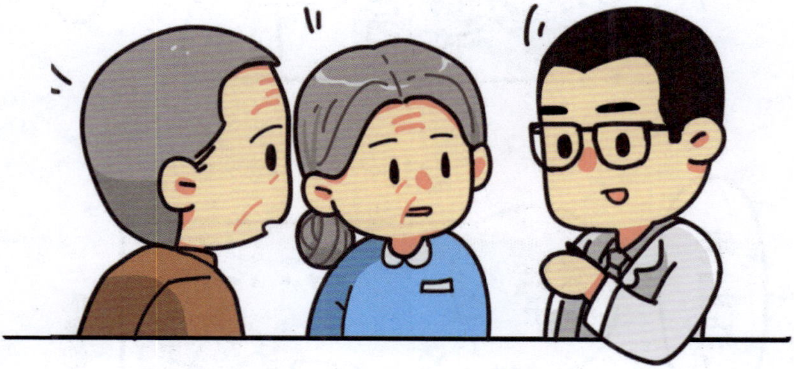

此外，年龄增加和绝经后雌激素缺乏还会使机体免疫系统持续低度活化，让骨骼处于炎性反应状态，局部炎性因子如肿瘤坏死因子、白介素等因子大量产生，又会刺激破骨细胞活性，抑制成骨细胞活性，导致骨量减少，发生骨质疏松症。

骨质疏松症在病理条件下

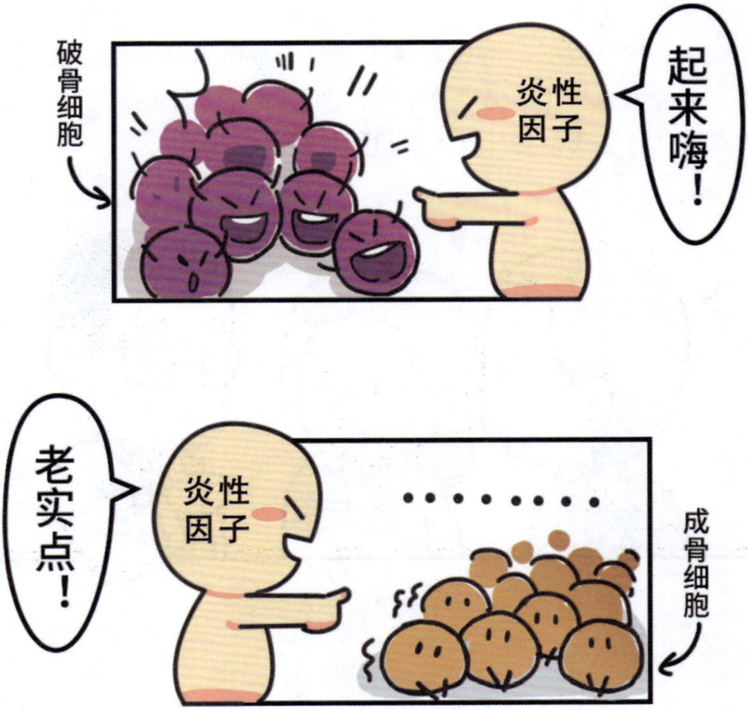

第 3 章

什么样的情况容易得骨质疏松症？

也许大家会想当然地认为，骨质变“松脆”应当是骨头用的时间久了，如同一棵老树长时间被风吹雨打，被“风干”一样。因此，骨质疏松症应当是老年人的“专利”和“代名词”。其实不尽然，有很多人在不知不觉中已经迈上了通向骨质疏松症的“大路”却还浑然不觉，那么您是这一类人吗？

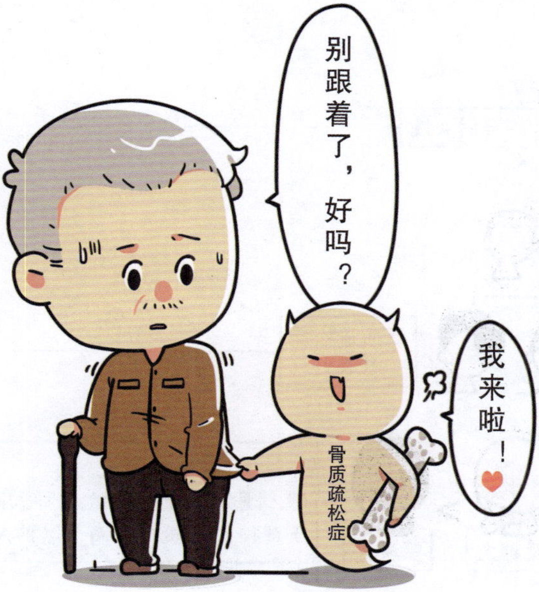

什么情况下容易得骨质疏松症?

目前普遍认为，骨质疏松症受多种因素影响，主要可以分为不可控因素和可控因素。所谓不可控因素，是以先天性因素或者生理性因素为主的一些因素，这是与生俱来的特性，无法改变。这部分人天生更容易患骨质疏松症。这些不可控因素主要包括种族、老年人、绝经后女性、家里有亲戚有骨质疏松症等。

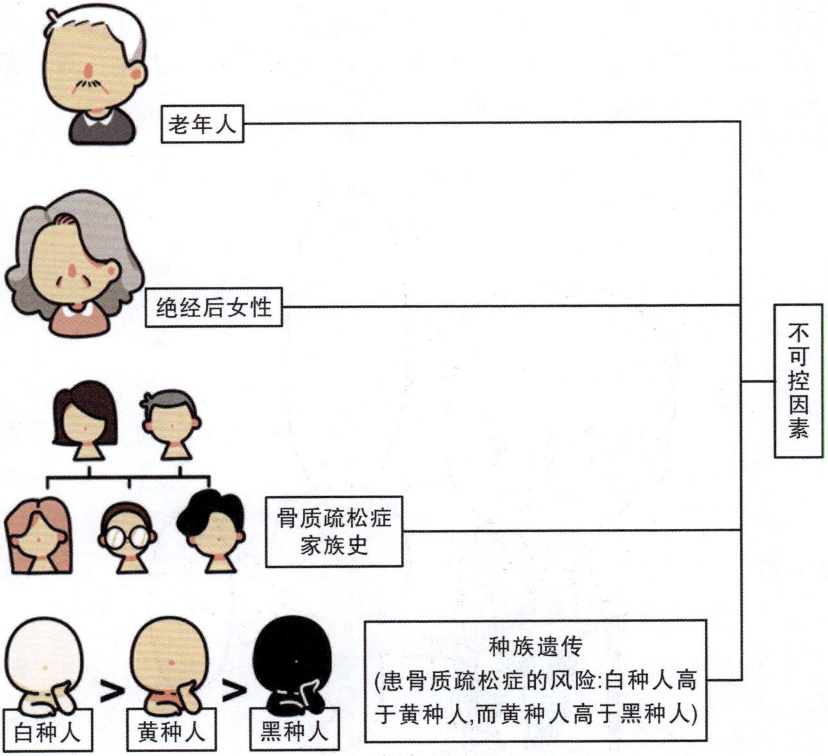

骨质疏松症更常见的患病因素是一些可控因素，这些因素我们在平时的生活中，有些是可以避免的，即使不能避免，我们也应当做到心中有数，在必须接触这些因素时，留意自己的骨骼健康状态。常见的可控因素主要与不健康的生活方式有关，包括缺乏锻炼、吸烟、过量饮酒、过量饮用咖啡、可乐等含咖啡因高的饮料、营养失衡、蛋白质摄入过多或不足、缺钙或缺乏维生素 D、高盐饮食等。

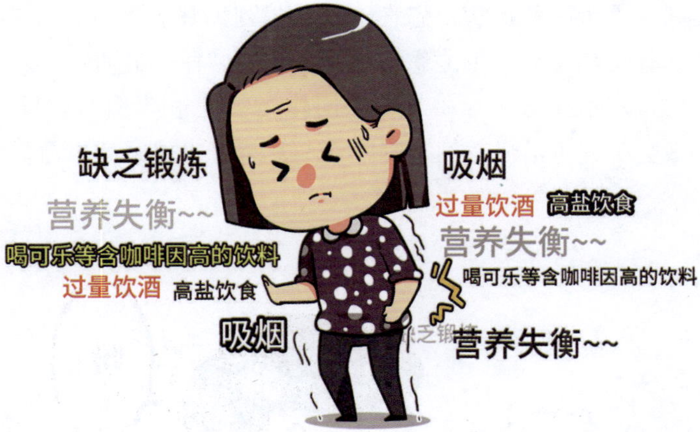

当然，骨质疏松症的发生也与使用某些药物和疾病有关，其中不乏有我们熟知的糖皮质激素、噻唑烷二酮降糖药、类风湿性关节炎等，这些与很多朋友的生活都息息相关，因此在接下来的章节会单独列出讲解。

平时进行合适的锻炼、戒烟限酒、少喝可乐、均衡营养的朋友，得骨质疏松症的概率会降低很多。然而对于有些朋友来说，有时仍然无法完全避免以上因素，比如部分需要服用糖皮质激素、噻唑烷二酮降糖药的朋友，长期烟瘾、酒瘾及类风湿性关节炎患者等。这些朋友需要定期去骨科门诊监测骨密度，判断自己骨质状态。

第 4 章

骨质疏松症有什么危害?

提到耸人听闻的疾病，您肯定会联想到癌症、中风、心肌梗死，然而提到骨质疏松症，可能您会像大多数人一样一笑而过。

但您肯定不知道，骨质疏松症同样会引发很严重的后果，这些后果大多会引起生活质量的下降，有些甚至严重威胁到生命健康!

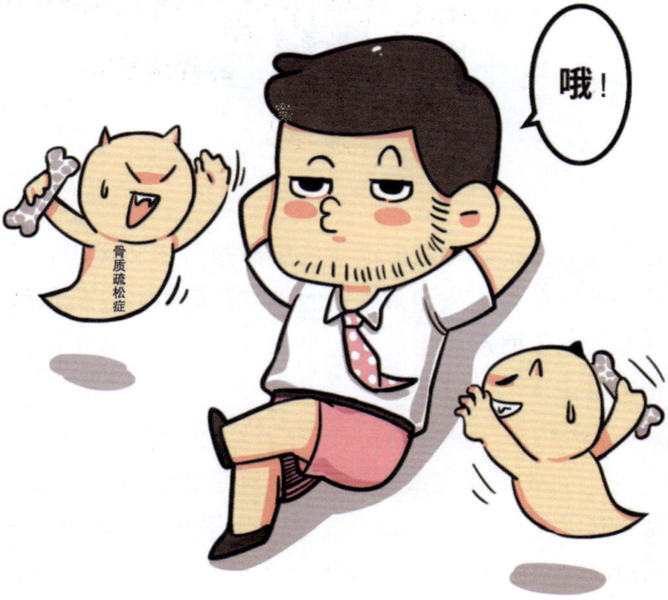

由于骨质疏松症在初期没有很明显的症状，“脆骨”人群中，除了少数经常体检的人外，大多数人都不知道自己患有骨质疏松症，因此它也被人称为“寂静的疾病”。

但随着病情的进展，骨量不断丢失，骨的结构被破坏，患者便会出现骨痛、脊柱变形的症状，严重时还会造成骨质疏松性骨折等后果。其中，骨质疏松性骨折危害最大，严重者需要手术，甚至危及生命。在后面章节中将会着重讲解骨质疏松性骨折这一潜藏的“杀手”，让其真面目暴露无遗。

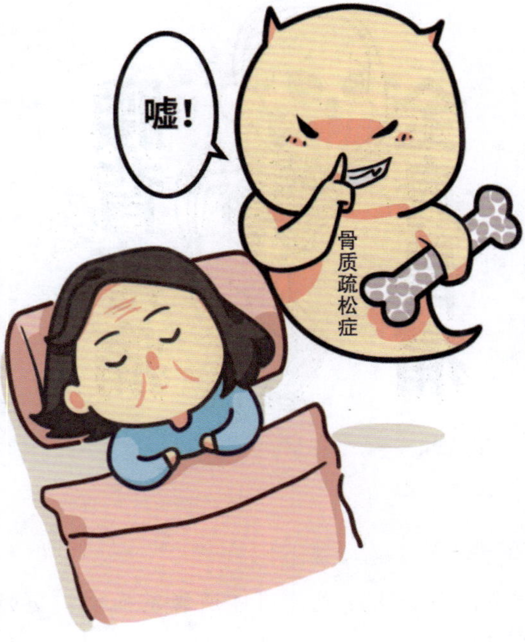

骨质疏松症不是只有发展到骨折阶段才影响人们的生活。

骨折是骨质疏松症的一个严重的后果，但绝不仅限于此，它对人体的伤害还体现在以下方面：

❶ 疼痛

人们常说“牙痛不是病，痛起来要命”。疼痛虽然不是一种明确的疾病，然而疼痛常常由一些疾病引起，造成的人体伤害是不可忽视的，给人们生活带来的负面影响甚至大于疾病本身。骨质疏松症患者也会出现腰背疼痛或全身骨痛的症状。这种疼痛通常出现在翻身、起坐及长时间行走时，夜间或负重活动时更会造成疼痛感加重，并可能伴有肌肉痉挛的症状，平日也会很大程度影响患者的正常活动。

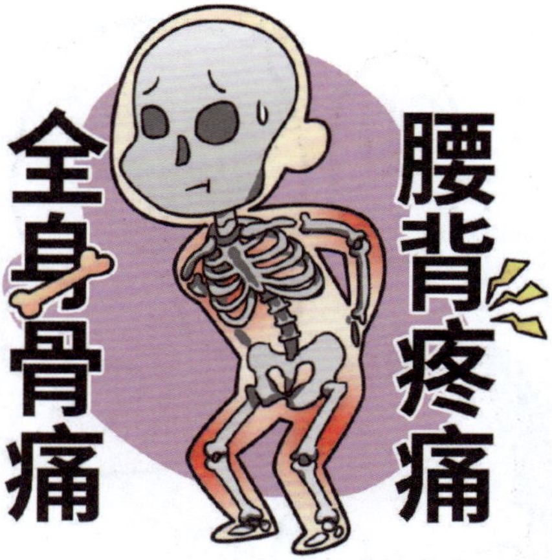

❷ 对心理状态及生活质量的影响

现代医学不仅仅是治疗人体机体所患的疾病，更是要从生理—心理—社会等多维角度促进人体的健康。以前，人们并未意识到骨质疏松症会给患者带来一系列心理并发症，实际上患骨质疏松症的人会比正常人更容易出现恐惧、焦虑、抑郁、自信心丧失等心理问题。这些问题在老年人身上出现得更为频繁。老年骨质疏松症患者的骨折发生率较高，因为年龄的关系自理能力下降，骨折后由于疼痛导致行动减少、与周围人沟通减少的情况，都会使老年骨质疏松症患者的心理健康受到影响。

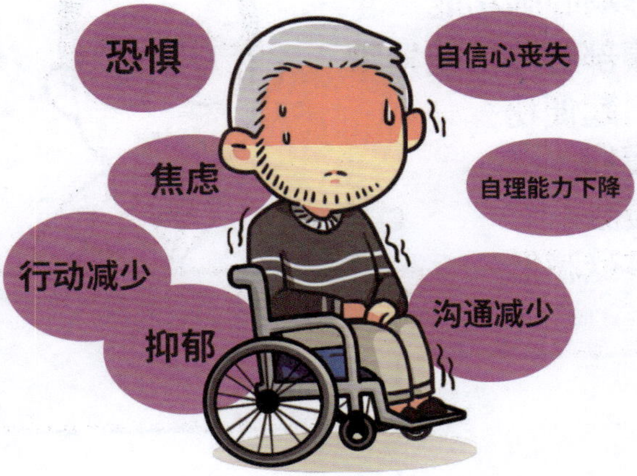

③ 全身承重骨的变形

骨质疏松症患者的骨骼与正常水平相比，骨骼密度偏低，抵抗压力的能力变弱，因此更容易发生形变和压缩性骨折的情况。人体的承重骨主要是脊柱和下肢骨，而脊柱的变形会严重影响健康。脊柱的变形主要是由于椎体更容易发生压缩性的形变或骨折，脊柱的压缩性骨折不同于其他形式的骨折，往往会由于没有引起严重的临床症状而被忽略。但人体的“脊梁”发生形变给人体造成的危害却是不容小看的。例如，多发性胸椎压缩性骨折可导致胸廓畸形，甚至影响心肺功能；而严重的腰椎压缩性骨折可能会导致腹部脏器功能异常，引起便秘、腹痛、腹胀、食欲减低等不适症状。

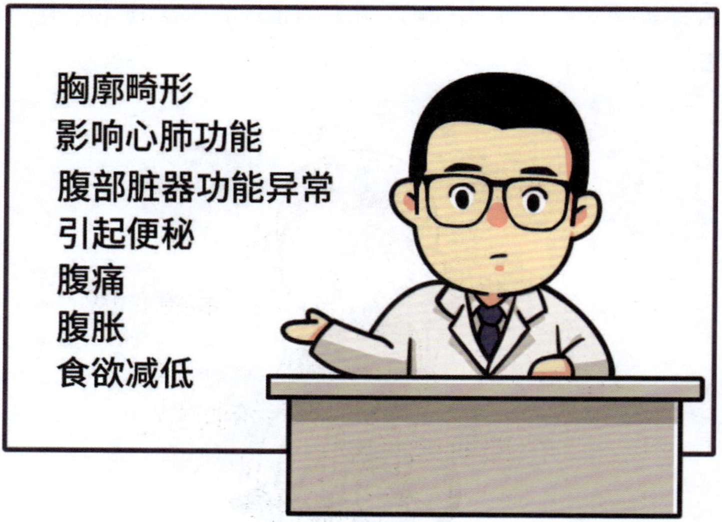

④ 引起严重症状的骨折也是最严重的一种危害

见“骨质疏松性骨折如何防治？”这一章节。

第5章

怎么判断是不是得了骨质疏松症？

骨质疏松症是中老年最为常见的骨骼疾病，其发病较为隐匿，不易察觉，所以又被成为“寂静的疾病”。正因为其症状不典型，引起患者重视时可能已经发生了骨质疏松性骨折或者严重的骨骼畸形，所以骨质疏松症的早期预防和早期诊断显得尤为重要。

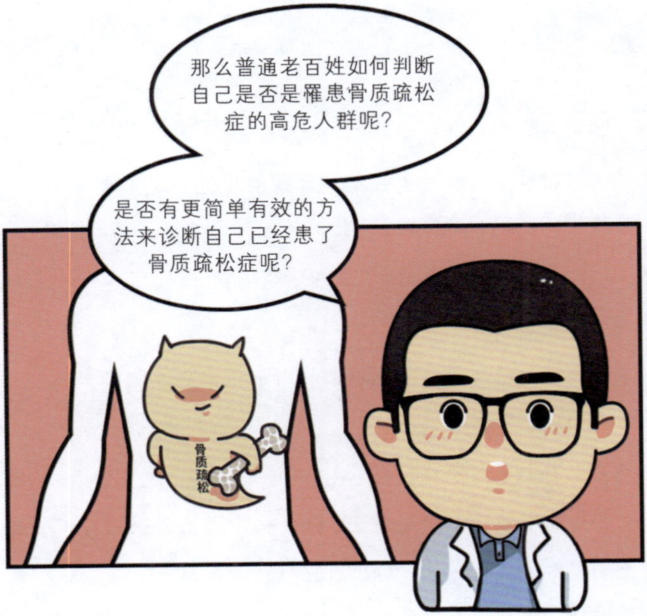

是否有简易的办法预测骨质疏松症？

医疗界推荐两种简易评估方法作为骨质疏松症“初筛工具”，下面我就来给大家分别介绍一下吧！

第一种是国际骨质疏松症基金会（IOF）推荐的骨质疏松症风险1分钟测试题（表5-1）。

表5-1 骨质疏松症风险1分钟测试题

	您不能改变的因素——家族史	
1	您的父母是否患有骨质疏松症或曾经在轻微跌倒后（由低于身高处跌下）骨折？	□是 □否
2	您的父母是否有驼背？	□是 □否
	您不能改变的因素——个人因素	
3	您是否40岁或以上？	□是 □否
4	您成年后是否曾经在轻微跌倒后骨折？	□是 □否
5	您是否经常跌倒（在过去一年里曾跌倒超过一次）或因身体虚弱而担心会跌倒？	□是 □否
6	您40岁后，身高是否降低了3厘米以上？	□是 □否
7	您是否体重过轻？	□是 □否
8	您是否曾经连续服用类固醇类药物（如可的松、强的松等）超过3个月？	□是 □否
9	您是否患有类风湿性关节炎？	□是 □否
10	您是否患有甲状腺功能亢进或甲状旁腺功能亢进？	□是 □否
11	女士回答：您是否在45岁或以前停经？	□是 □否
12	女士回答：除怀孕、停经或切除子宫后，您是否曾经停经超过12个月？	□是 □否

续表

您不能改变的因素——个人因素		
13	女士回答：您是否在 50 岁前切除卵巢且没有服用激素补充剂？	□是 □否
14	男士回答：您是否曾经因雄激素过低而导致阳痿或性欲减低？	□是 □否
您能改变的因素——生活方式		
15	您是否每天饮酒？	□是 □否
16	您是否抽烟？	□是 □否
17	您每天的体力活动（如做家务、园艺、散步、跑步等）是否少于 30 分钟？	□是 □否
18	您是否避免进食奶类制品又没有服用钙片？	□是 □否
19	您每天的户外活动（部分身体暴露于阳光下）是否少于 10 分钟又没有服用维生素 D 补充剂？	□是 □否
结果判断 上述问题，只要其中有一题回答结果为“是”，就提示存在骨质疏松症的风险，建议进行骨密度检查。当然，即使上述题目全部回答“是“，也不意味着您已经患有骨质疏松症，还需要将测试结果向专业医师咨询。		

第二种是亚洲人骨质疏松自我筛查工具（OSTA）。

OSTA 是基于亚洲 8 个国家和地区绝经后妇女的研究，收集多项骨质疏松危险因素并进行骨密度测定，通过最能体现敏感度和特异度的 2 项简易筛查指标，即年龄和体重，计算方法是：（体重－年龄）×0.2。OSTA 所选用的指标过少，特异性不高，需结合其他危险因素进行判断，仅适用于绝经后妇女。

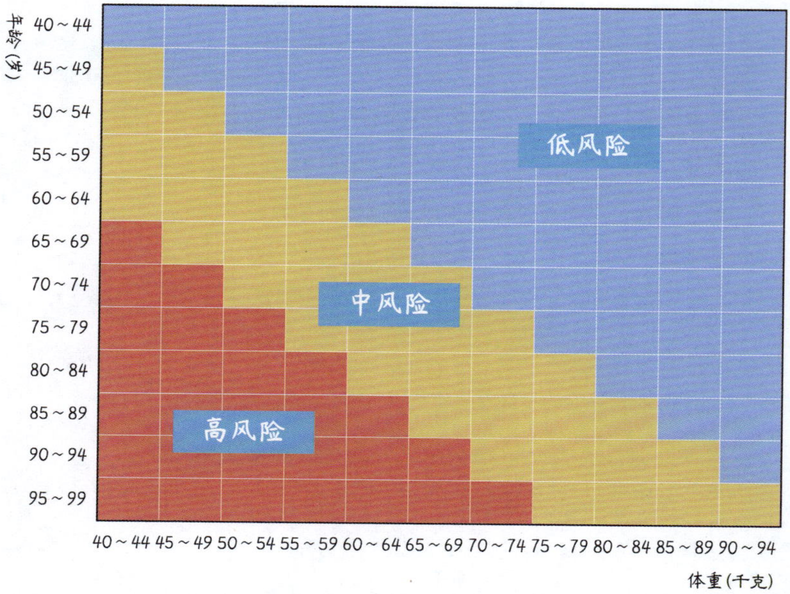

年龄、体重与骨质疏松症风险级别的关系

结果评定如表 5-2 所示。

表 5-2　结果评定

风险级别	低	中	高
OSTA 指数	＞−1	−4～−1	＜−4

能否预测骨质疏松骨折风险?

对于骨质疏松骨折的风险预测，中国骨质疏松与骨矿盐学会推荐使用骨折风险预测简易工具（FRAX®）。FRAX®可以用来计算 10 年发生髋部骨折及任何重要的骨质疏松性骨折发生概率。

目前骨折风险预测简易工具 FRAX®可以通过下面的网址获得：http：//www.shef.ac.uk/FRAX/。

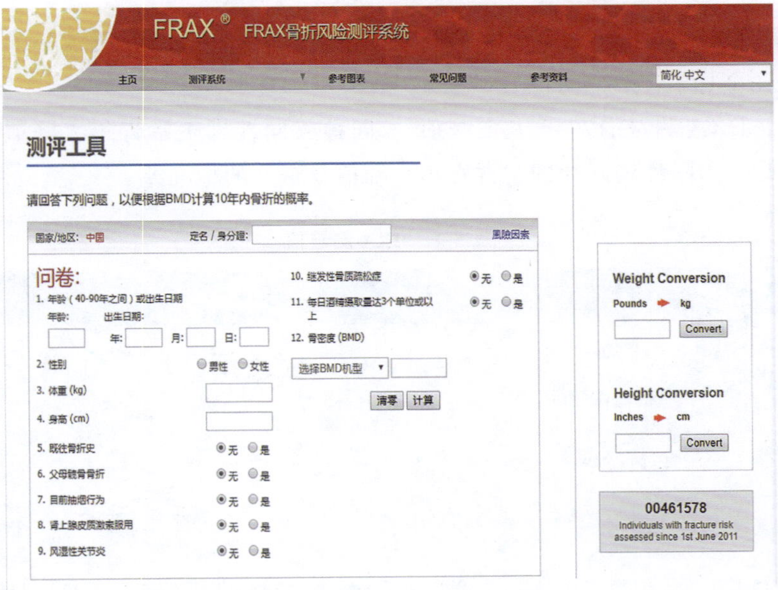

骨质疏松症的标准诊断？

当然，对于骨质疏松高风险的人群，最行之有效的方法还是及时去医院进行专业、规范、系统的筛查。

目前骨质疏松症的诊断（表 5-3）主要基于两点：双能 X 线吸收测定法测量的骨密度结果和是否发生脆性骨折。

表 5-3　骨质疏松症诊断标准

骨质疏松症的判断标准为符合以下三条中之一者
· 髋部或椎体脆性骨折 · DXA 测量的中轴骨骨密度或桡骨远端 1/3 骨密度的 $T \leqslant -2.5$ · 骨密度测量符合低骨量（$-2.5 < T < -1.0$）＋肱骨近端、骨盆或前臂远端脆性骨折
DXA：双能 X 线吸收检测法

DXA 测量值（表 5-4）是目前国际学术界公认的骨质疏松症诊断的金标准。

DXA 测量的 T=（实测值－同种族同性别正常青年人峰值骨密度）/ 同种族同性别正常青年人峰值骨密度的标准差。

表 5-4 DXA 测量值

分类	T
正常	$T \geqslant -1.0$
低骨量	$-2.5 < T < -1.0$
骨质疏松	$T \leqslant -2.5$
严重骨质疏松	$T \leqslant -2.5$＋脆性骨折

· 对于儿童、绝经前女性和 50 岁以下男性，其骨密度水平的判断建议用同种族的 Z 表示

· Z=（骨密度测定值－同种族同性别同龄人骨密度均值）/同种族同性别同龄人骨密度标准差

· 将 $Z \leqslant -2.0$ 视为“低于同年龄段预期范围”或低骨量

第 6 章

骨质疏松症要做哪些检查及监测?

我们国家正在步入老龄化社会，而骨质疏松症在中老年人群中是非常普遍的疾病，但是因为不像高血压、心脏病那样会危及生命，所以往往没有引起病患及其家人的足够重视。从 2017 年开始，我国已经将骨密度检测项目纳入 40 岁以上人群常规体检内容，能够帮助大家真正做到早发现、早治疗。骨密度测定指征如表 6-1 所示。

表 6-1　目前临床上为诊治骨质疏松症的骨密度测定指征

一旦符合以下任意一条，都建议您进行骨密度测定
· 女性 65 岁以上、男性 70 岁以上者
· 女性 65 岁以下、男性 70 岁以下者，有一个或多个骨质疏松症危险因素者
· 有脆性骨折史的成年人
· 各种原因引起的性激素水平低下的成年人
· X 线影像已有骨质疏松症改变者
· 接受骨质疏松症治疗、进行疗效监测者
· 患有影响骨代谢疾病或使用影响骨代谢药物史者
· IOF 骨质疏松症一分钟测试题回答结果有任意一项为“是”者
· OSTA 结果≤−1 者
（IOF 指国际骨质疏松症基金会；OSTA 指亚洲人骨质疏松症自我筛查工具）

目前检查骨密度有哪些方法?

骨密度及骨测量方法较多，不同的方法在骨质疏松症的诊断、疗效监测及骨折危险性评估中的作用有所不同。目前临床和科研常用的骨密度测量方法有双能 X 线吸收检测法（dual energy X-ray absorptiometry，DXA）、定量计算机断层照相术（quantitative computed tomography，QCT）、外周 QCT（peripheral quantitative computed tomography，pQCT）和定量超声（quantitative ultrasound，QUS）等。其中，双能 X 线吸收检测法（DXA）是目前公认的常规骨密度检测方法。

双能 X 线吸收检测对人体有辐射吗?

DXA 是近 30 年发展起来的核医学影像设备。所谓双能，指的是高、低两种能量的 X 射线，在穿过人体骨骼后衰减和吸收的不同，经过数学图像软件处理，得到骨密度值。

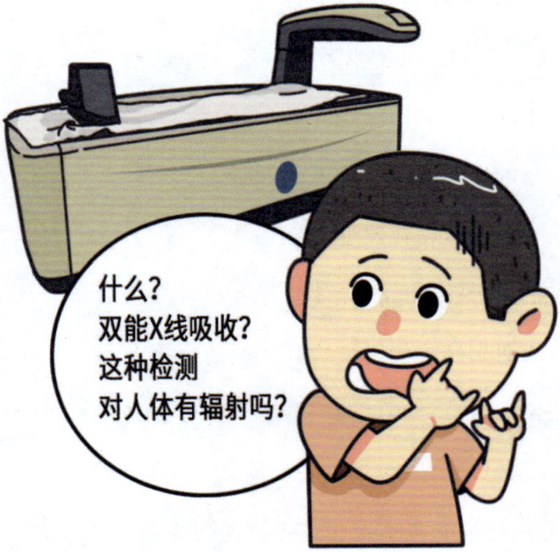

做一次 DXA 检测，辐射量在 100 μSv（微西弗）左右。我们可以这样比较，目前拍摄胸部 X 线片辐射量约 50 μSv，可能这么说还是不太有概念，举一个更生活化的例子：坐飞机从北京到纽约来回往返一次，辐射量约为 200 μSv（下图为各种情况下人体的辐射值）。一个人什么都不做，暴露在公共场所，一年也受到 1 000 μSv 的辐射量。由此可以看出一年做一次 DXA 检查，对人体是基本没有影响的。

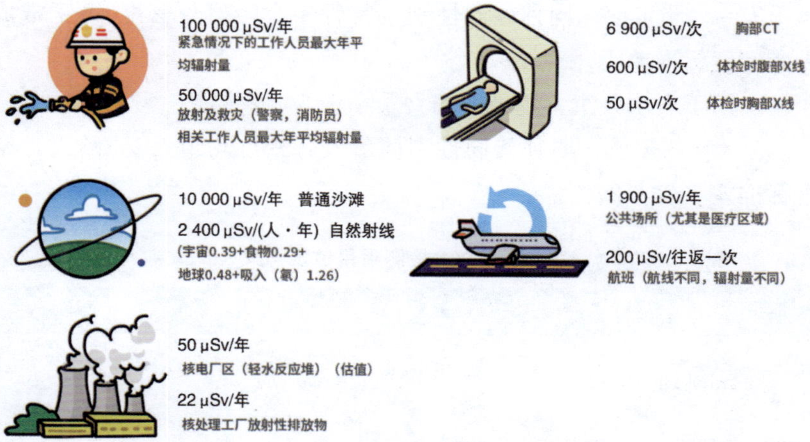

骨密度检测虽好，但不是所有人群都合适的哦！

为了保证安全，有以下情况者不可进行骨密度测量：

（1）怀孕。

（2）在 2～6 天内口服了一些影响图像显影的药物。

（3）最近 3 天进行了放射性同位素检查。

（4）不能平卧于检查床上，或不能坚持 5 分钟者。

（5）建议检查前 24 小时勿服用钙片。

DXA 主要测量部位是中轴骨（腰椎、股骨颈或髋部），条件受限可选择前臂（桡骨远端）。其中用于骨质疏松症诊断感兴趣区是股骨颈和全髋。另外，不同DXA机器的测量结果如未行横向质控，不能相互比较，具体测量结果请交由专业医生解析。新型DXA测量仪所采集的胸腰椎椎体侧位影像，可用于椎体形态评估及其骨折判定（vertebral fracture assessment，VFA）。

DXA报告上的值指什么?

*T*表示绝经后妇女和大于50岁的男性的骨密度水平。

T=（测定值－同种族同性别正常青年人峰值骨密度）/正常成人骨密度标准差。

*Z*用于表示儿童、绝经前妇女及小于50岁男性。

Z=（测定值－同种族同性别同龄人骨密度均值）/同龄人骨密度标准差（表6-2）。

表6-2 DXA检测项目值及意义

适合年龄	项目值	意义
>50岁男、女	$T>-1.0$	正常
绝经后或围绝经期妇女	$-1.0\leqslant T<-2.5$ $T\leqslant-2.5$	骨量低下 骨质疏松
儿童（小于20岁） （使用儿童参考数据）	$Z>-2.0$ $Z\leqslant-2.0$	同龄人范围内 低于同年龄人
其他人群	同时报*T*、*Z*	与同龄人比较 建议结合临床

除了仪器的检查，还可以查骨转换标志物，简单说就是要查血。

骨转换标志物（bone turnover markers，BTMs），是骨组织本身的代谢（分解与合成）产物，简称骨标志物。骨转换标志物分为骨形成标志物和骨吸收标志物（表6-3）。

表6-3 骨转换标志物表

骨形成标志物	骨吸收标志物
血清碱性磷酸酶（ALP）	空腹2小时的尿钙/肌酐比值
血清骨钙素（OC）	血清抗酒石酸酸性磷酸酶（TRACP）
骨特异性碱性磷酸酶（BALP）	血清Ⅰ型胶原C-末端肽交联（S-CTX）
Ⅰ型原胶原C-端前肽（PICP）	尿吡啶啉（Pyr）
Ⅰ型原胶原N-端前肽（PINP）	尿脱氧吡啶啉（D-Pyr）
	尿Ⅰ型胶原C-末端肽交联（U-CTX） 尿Ⅰ型胶原N-末端肽交联（U-NTX）

骨形成标志物反映成骨细胞活性和骨形成的状态情况，骨吸收标志物代表破骨细胞活性及骨吸收水平。这些标志物的测定大有用处：比如有助于鉴别原发性和继发性骨质疏松症、判断骨转换类型、预测骨丢失速率、评估骨折风险、了解病情进展，以便于让医生选择干预措施、监测药物疗效及依从性等。

原发性骨质疏松症患者的骨转换标志物水平往往正常或轻度升高。如果骨转换标志物水平明显升高，那么需要赶紧排除高转换型继发性骨质疏松症或其他疾病的可能性，如原发性甲状旁腺功能亢进症、畸形性骨炎及某些恶性肿瘤骨转移等。在骨转换标志物中，推荐空腹血清Ⅰ型原胶原N-端前肽（P1NP）和空腹血清Ⅰ型胶原C-末端肽交联（S-CTX），这两项分别是反映骨形成和骨吸收敏感性较高的标志物。

骨质疏松症也可能是其他原因引起的继发性低骨量，除了以上检查，还需要查哪些加以鉴别？

为进一步鉴别诊断的需要，医生也许会选择性进行以下检查，如血沉、C-反应蛋白、性腺激素、血清泌乳素、25-羟维生素D（25-hydroxy-vitamin-D，25-OHD）、甲状旁旁腺激素、甲状腺功能、尿游离皮质醇或小剂量地塞米松抑制试验、血气分析、尿本周蛋白、

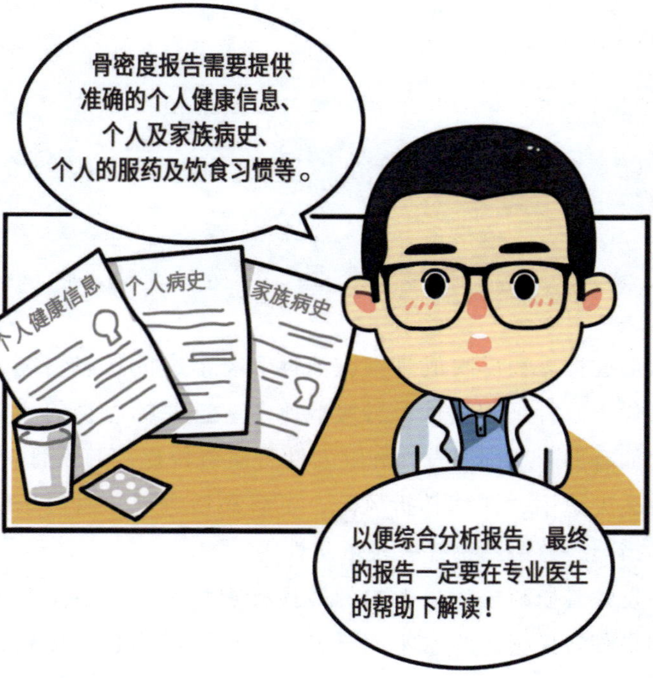

血尿轻链，甚至放射性核素骨扫描、骨髓穿刺或骨活检等检查。

骨密度报告需要提供准确的个人健康信息、个人及家族病史，个人的服药及饮食习惯等，以便综合分析报告，最终的报告一定要在专业医生的帮助下解读！

骨密度怎么做到定期检测呢？

通常是骨质疏松症治疗开始 1 年后进行骨密度检测，当明确疗效后可适当延长检查间隔，但不要大于 2 年，已经明确的骨丢失迅速者，应该缩短间隔至 3～6 个月。敲黑板，举个例子：使用糖皮质激素的患者（强的松用量＞5 mg/d×3 个月），往往会伴有骨质疏松症，至少应在开始使用糖皮质激素前测量 BMD 及开始后 6 个月随访，然后 6～12 个月检测，直至骨量稳定。

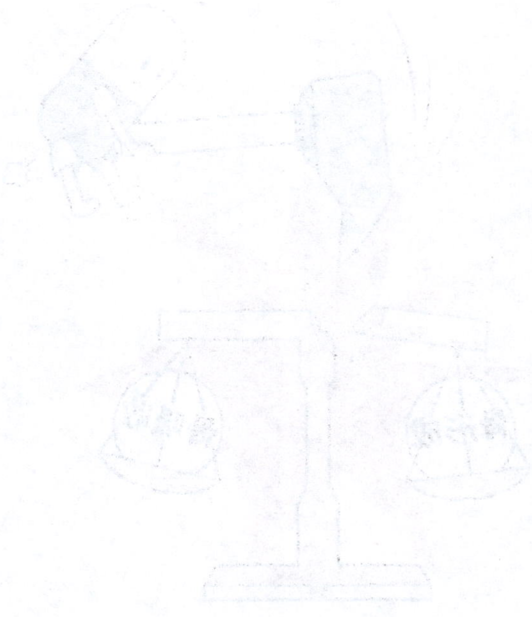

第 7 章

哪些平时常用的药物可能导致骨质疏松症？

前面我们认识了骨质疏松症，也了解了会引起骨质疏松症的原因，但实际上有 8%～15% 的骨质疏松症，并不是由于缺钙、缺乏维生素 D 或疾病引起的。还有可能是什么原因呢？答案是服用了特定的药物，这些药物使体内骨吸收和骨形成的平衡被打破，骨破坏

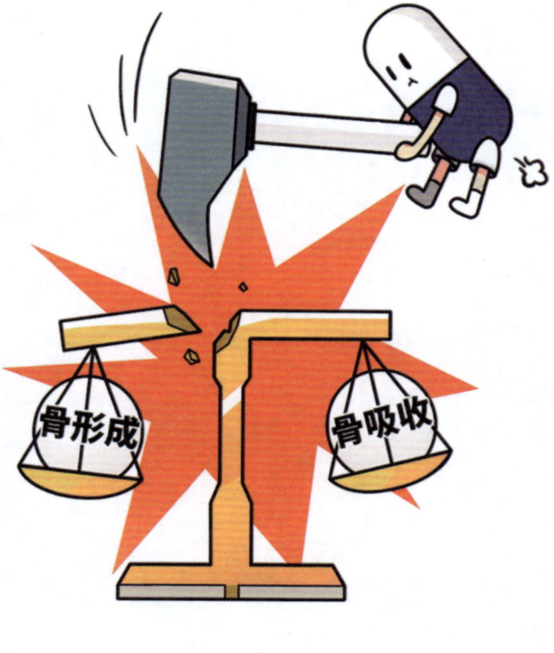

明显大于骨形成，临床上又称为药源性骨质疏松症。结果我们都知道了，随着骨质疏松症的加重，骨头就容易变脆，容易引起骨折，就会严重影响生活质量！那么，哪些药物可能导致骨质疏松呢？

可直接对照查阅表 7-1，看看有没有您正在使用的药物。

表 7-1 可能引起骨质疏松症的药物

药物类别	代表药物	适应证	高风险因素
糖皮质激素	氢化可的松、可的松、泼尼松、泼尼松龙、曲安奈德、地塞米松、倍他米松	用于过敏性与自身免疫性炎症性疾病	长期使用（>6 个月）
抗癫痫药	苯妥英钠、苯巴比妥	用于癫痫发作或持续状态	长期使用（>6 个月）
芳香化酶抑制剂	依西美坦、阿那曲唑、来曲唑	用于绝经后妇女的乳腺癌治疗	长期使用
促性腺激素释放激素类药物	阿拉瑞林、丙氨瑞林、曲普瑞林	用于子宫内膜异位症、子宫腺肌病	长期使用
肿瘤化疗药	甲氨蝶呤、环磷酰胺、阿霉素	用于白血病或实体瘤的治疗	长期大剂量使用
质子泵抑制剂	奥美拉唑、兰索拉唑、泮托拉唑、雷贝拉唑	适用于胃溃疡、十二指肠溃疡、应激性溃疡、反流性食管炎和卓-艾综合征	50 岁以上的患者及服用剂量较高或用药史超过 1 年

续表

药物类别	代表药物	适应证	高风险因素
甲状腺激素	左甲状腺素、甲状腺素	主要用于治疗甲状腺功能减退和单纯性甲状腺肿	长期使用
降糖药物	罗格列酮、吡格列酮	主要用于治疗胰岛素抵抗的 2 型糖尿病	绝经后妇女
抗凝剂	华法林、肝素	用于抗凝治疗	长期使用

您可能要问了，那这些药还能继续用吗？别担心，以上药物都是临床上广泛用于治疗各类疾病的药物，您只需遵医嘱注意用药周期和补充维生素 D 及钙剂即可。下面让我们来详细介绍一下以上几类药物。

1 糖皮质激素

糖皮质激素类药物临床应用广泛，如用于严重急性感染、支气管哮喘等呼吸系统疾病、类风湿关节炎、系统性红斑狼疮、器官移植术后、过敏性疾病、血液系统疾病等。短效的氢化可的松、可的松，中效的泼尼松、泼尼松龙、曲安奈德等，长效的地塞米松、倍他米松等都属于糖皮质激素类药物。

一般用法有口服、注射、局部外用及吸入等。它们在短期使用时一般不会引起并发症，但长期使用（>6 个月）可能会出现骨质疏松症等不良反应。患者在早期通常没有明显症状，在骨折后去医院检查才发现竟然得了骨质疏松症！

❷ 抗癫痫药

一般来说长期服用（>6 个月）抗癫痫药苯妥英钠、苯巴比妥等可能出现骨钙减少的现象，引起骨质疏松症。因为这类药物会通过促进维生素 D 的降解、减少钙离子的吸收、降低机体对甲状旁腺素的反应，引起肠钙吸收减少。因此，长期应用此类药物的患者，需要在用药 4～5 个月后在医生的指导下补充维生素 D 和钙剂。

❸ 芳香化酶抑制剂

如依西美坦、阿那曲唑、来曲唑等，被广泛用于乳腺癌的治疗。其原理是阻断芳香化酶将雄激素转化成雌激素这一功能，降低绝经后妇女的雌激素水平。但雌激素对于维持骨代谢及骨骼健康有着不可替代的作用。因此芳香化酶抑制剂能有效地控制乳腺癌病程，也会给绝经后女性带来更大的骨质疏松症风险。

❹ 促性腺激素释放激素类药物

如阿拉瑞林、丙氨瑞林、曲普瑞林，它们主要被用于治疗子宫内膜异位症、子宫腺肌病等疾病，通常需要使用较长时间。促性腺激素释放激素可以暂时抑制卵巢的功能，造成低雌激素状态，形成假绝经。上文我们也提到了，雌激素可以促进钙的沉积、骨的生成，有利于保护骨量。当雌激素降低时，尤其是长期处于极低状态，它对骨的保护作用就消失，骨的破坏增加，慢慢出现骨量减少、骨质疏松。

❺ 肿瘤化疗药

如甲氨蝶呤、环磷酰胺、阿霉素等。许多化疗药物都会对骨骼系统产生影响，需要引起注意。甲氨蝶呤会影响成骨细胞活性、增加破骨细胞生成引起骨质疏松，长期大剂量应用甚至会出现甲氨蝶呤骨病（骨痛、骨质疏松症、压缩性骨折）；环磷酰胺可引起成骨细胞损伤造成骨发育不全，并影响骨代谢；阿霉素抑制成骨细胞使骨髓质和骨皮质的厚度下降。

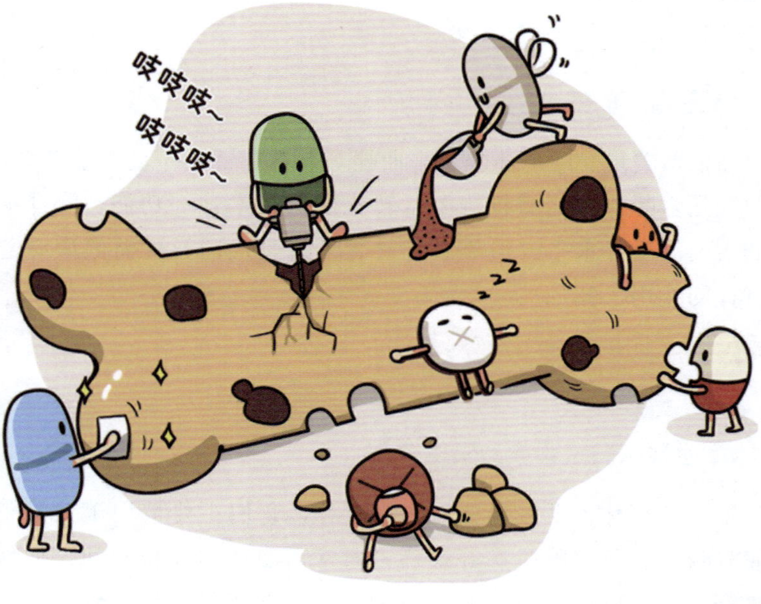

❻ “拉唑”类药物（质子泵抑制剂）

质子泵抑制剂，也称为PPI，常见药物包括奥美拉唑、兰索拉唑、泮托拉唑、雷贝拉唑等，其药品名称通常以“拉唑”结尾，常用于急、慢性消化系统疾病的治疗。50岁以上的患者及服用剂量较高或用药史超过1年的患者可能会增加髋骨、腕骨及脊柱骨折的风险。这可能与该药物抑制胃酸分泌，影响肠钙吸收有关。

⑦ 甲状腺激素

主要用于治疗甲状腺功能减退和单纯性甲状腺肿等，它往往也是患者需要长期服用的药品。甲状腺激素能促进蛋白质合成及骨骼、中枢神经系统的生长发育，可通过促进破骨细胞的形成和分泌、影响钙磷代谢引起骨质疏松症。甲状腺激素与促甲状腺激素的失常也会引起骨质疏松症的发生。

⑧ 降糖药物

如罗格列酮、吡格列酮等噻唑烷二酮类降糖药，它们都是胰岛素增敏剂，主要被用于治疗胰岛素抵抗的 2 型糖尿病。罗格列酮、吡格列酮可能增加骨丢失、降低骨密度和骨质量，对于绝经后妇女会增加患骨质疏松症的风险。

⑨ 抗凝剂

长期使用（>1 年）华法林也可能会引起骨质疏松症，可能与其抑制降钙素沉积、促进骨吸收有关。症状常发生在桡骨远端、脊柱和髋骨，也见于肋骨。肝素引起的骨质疏松症常发生在脊柱和肋骨。作用机制可能与其增加骨胶原溶解、使甲状腺功能亢进而加速骨吸收、抑制骨形成等有关。值得一提的是，低分子肝素引起骨质疏松症的风险低于普通肝素。

除以上提到的药物以外，含铝抗酸剂、环孢霉素 A、他克莫司等也会引起骨质疏松症，增加骨折风险。长期用药的患者应经常评价其用药的必要性，并考虑短期或间歇用药。在病情允许的情况下，主张采用最小维持剂量。建议长期服用以上药物应注意定期监测尿钙、血钙、骨密度等指标（可以 6 个月 1 次），或在医生、药师指导下服用钙剂、维生素 D、降钙素、雌激素等药物预防骨质疏松症的发生。高危风险（如家簇髋部骨折史、低体重、酗酒等）的患者应该在骨科专业医师的指导下采用双膦酸盐类药物为主的抗骨质疏松症治疗。

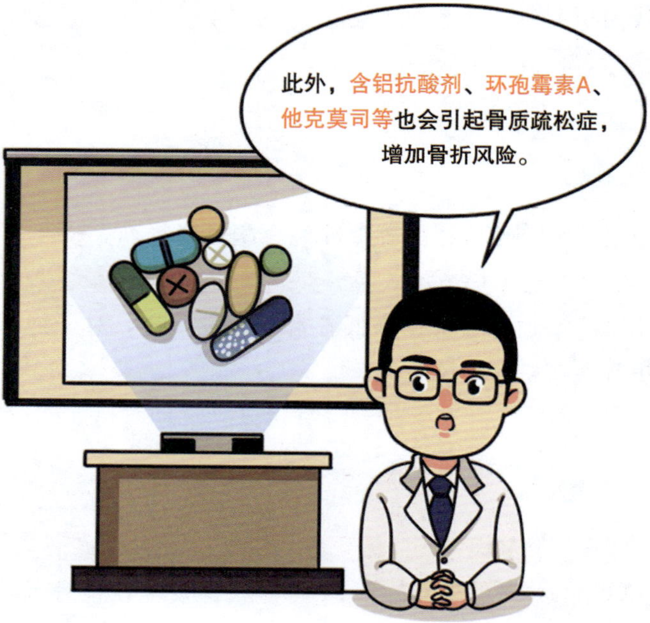

第 8 章

哪些病会导致骨质疏松症?

哪些胃肠道疾病会导致骨质疏松症?

胃肠道功能不良可以通过影响人体代谢而引起多种代谢性骨病,包括骨质疏松症、佝偻病等。胃肠道疾病如炎性肠病、原发性胆汁性肝硬化、胰腺疾病、乳糜泻、胃肠道旁路或其他手术、吸收不良造成的肠道疾病等均可引起骨质疏松症。

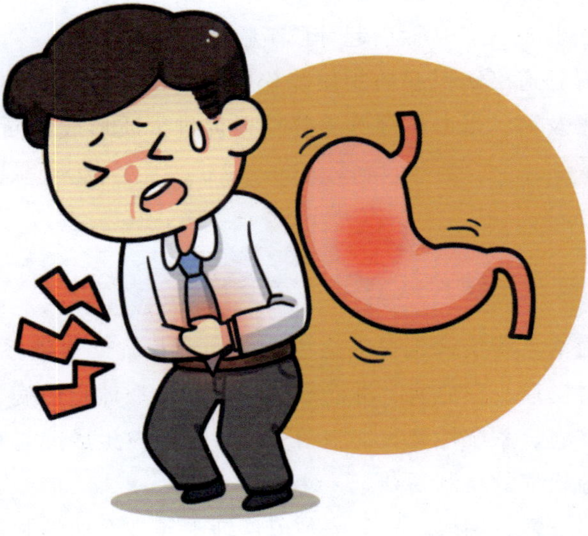

（1）炎性肠病（inflammatory bowel disease，IBD）是一类多种病因引起的、异常免疫介导的肠道慢性及复发性炎症，主要包括克罗恩病（CD）和溃疡性结肠炎（UC）。临床上，炎性肠病患者会表现为反复的腹痛、腹泻、黏液血便，甚至还可能会出现各种全身并发症，如视物模糊、关节疼痛、皮疹等。由于患者会反复腹痛、腹泻、黏液血便，导致维生素 D 吸收不良、维生素 D 及 25-羟基-维生素 D_3 缺乏，骨质成分生成减少，而且炎性肠病在治疗时需要应用糖皮质激素、免疫抑制剂，这一系列的问题会导致骨质疏松症。

（2）原发性胆汁性肝硬化（primary biliary cirrhosis，PBC）是一种以慢性、进行性胆汁淤积为特征的自身免疫性肝病，可能与自身免疫有关，常常与其他免疫性疾病，如类风湿性关节炎、干燥综合征、慢性淋巴细胞性甲状腺炎（桥本病）等并发，发病者多是中年妇女。有研究表明，女性、老年患者、绝经后、BMI＜19 kg/m^2，以及严重的肝脏疾病都是 PBC 患者骨代谢异常的易发因素。

由于胆汁淤积、肝脏功能下降、维生素 D 吸收减少、活化下降，体内维生素 D 减少，从而引起骨质疏松症。

对于胃肠道疾病引起的骨质疏松症，在治疗上要标本兼治，在补充维生素及钙、蛋白质等营养物质以促进骨质形成的同时，必须治疗胃肠道原发疾病，如抗炎抗感染等，增加胃肠道对于营养物质的吸收，从源头上改善骨质疏松症。

哪些血液系统疾病会导致骨质疏松症？

一些血液系统疾病也可能会引起骨质疏松症。血液系统疾病包括多发性骨髓瘤、白血病、淋巴瘤、单克隆免疫球蛋白病、血友病、镰状细胞贫血、系统性肥大细胞增多症、珠蛋白生成障碍性贫血等，引起骨质疏松症的机制复杂。

比如多发性骨髓瘤，它是一种免疫细胞异常增加的肿瘤性疾病，目前 WHO 将它归为 B 细胞淋巴瘤的一种，称为浆细胞骨髓瘤/浆细胞瘤，它可以通过分泌破坏骨头的因子（破骨细胞活性因子）来激活骨质破坏（破骨细胞），造成骨质溶解、破坏，使血中钙升高，骨骼疼痛（腰骶、胸骨、肋骨疼痛）。

还有较为常见的白血病，它是一种造血干细胞恶性疾病，可能由病毒因素、化学因素、放射因素、遗传因素等引起。可能会导致体内白细胞大量增殖，浸润其他组织器官，从而抑制正常造血功能。临床可见贫血、出血、感染发热和肝脾、淋巴结肿大这些症状。白血病的发病率在我国位居肿瘤排行第六名，在生活中更是经常听说到这个病症。白血病会通过肿瘤细胞浸润骨质，引起骨痛、高钙血症，导致骨质丧失和骨质疏松症。

哪些风湿免疫性疾病会导致骨质疏松症？

类风湿性关节炎、系统性红斑狼疮、强直性脊柱炎是风湿免疫疾病中较为常见的病种，都可能会引起骨质疏松症。

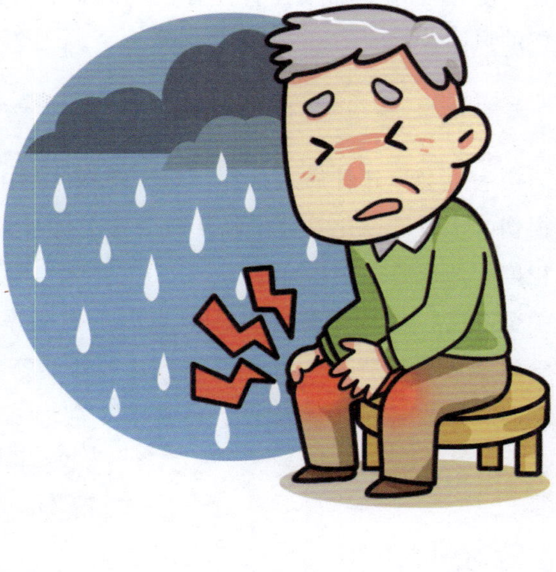

它们引起骨质疏松的机制比较复杂，不仅仅是疾病本身，还和治疗疾病所用的糖皮质激素、免疫抑制剂等药物密切相关。例如，类风湿关节炎，它是一种以全身多处对称性关节炎为特征的慢性、全身性自身免疫性疾病，主要症状有早晨起床后关节及周围僵硬感（晨僵）、关节肿痛畸形等，患者往往因疼痛而不愿意活动，这可能会导致废用性骨质疏松症；而且局部的炎症导致骨吸收增加；治疗类风湿时不适当的、长期大剂量使用类固醇激素，将会引起骨代谢异常，药物造成的降钙素、性激素等水平低下，破坏骨吸收与骨形成的平衡，从而加剧骨质疏松症。

强直性脊柱炎（ankylosing spondylistis，AS）是一种以中轴脊柱受累为主，可伴发关节外表现的周身性慢性自身免疫性疾病，严重的情况可能导致脊柱关节强直畸形，骨质疏松症是强直性脊柱炎的常见合并症。有研究表明，强直性脊柱炎可导致患者体内骨代谢紊乱，骨生成减少而溶解增加，早期就可能会出现骨丢失和骨质疏松，同时骨质疏松症还会加重强直性脊柱炎患者的骨痛和脊柱畸形，增加骨折的风险。

哪些神经肌肉疾病会导致骨质疏松症？

神经肌肉疾病也会导致骨质疏松症。帕金森病、卒中、肌萎缩、癫痫、脊髓损伤、多发性硬化等都是临床较为常见的神经肌肉疾病，均可在一定程度上造成骨质疏松症。

例如，帕金森病，又名震颤麻痹，65 岁以上发病率达 1%。主要表现为运动迟缓、肌肉强直、静止性震颤、姿势步态异常；认知异常、睡眠障碍、自主神经功能障碍、感觉障碍等。帕金森患者由于疾病原因而运动减少，运动减少使身体血液循环减慢，造成骨的营养减少，加上维生素 D 的缺乏，这一系列的恶性循环，使患者很容易发生骨质疏松症。

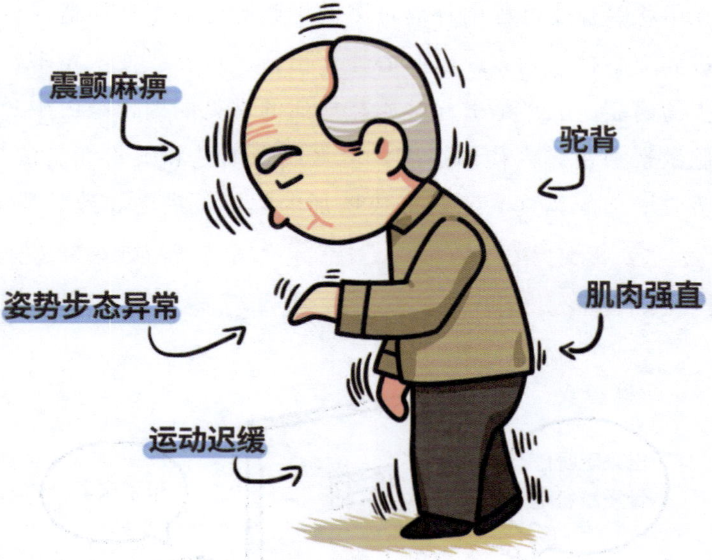

卒中又名“脑血管意外”，是一种急性脑血管疾病，由于脑部血管阻塞或者血管破裂出血而引起脑组织损伤，包括缺血性（血管阻塞）卒中和出血性（血管破裂）卒中两种。卒中患者因为运动减少、钙镁离子代谢异常和甲状旁腺激素增加、维生素 D 缺乏、神经营养不良等原因，可促进骨质疏松症的发生。

哪些内分泌系统疾病会导致骨质疏松症？

内分泌系统疾病指的是内分泌器官或者内分泌组织的分泌功能紊乱或结构异常时出现一系列的综合征。还包括异常激素来源、激素受体异常和由于激素或物质代谢失常引起的生理功能紊乱所引发的候群。包括甲状腺功能亢进症、库欣综合征、糖尿病等。

甲状腺功能亢进症又称弥漫性毒性甲状腺肿，简称“甲亢”，是由于在甲状腺合成过程中释放过多的甲状腺激素，从而造成机体代谢亢进和交感神经兴奋，引起心悸、出汗、进食、便次增多，但体重减少的病症。甲亢是引起骨质疏松症的常见病因，是由于过量的甲状腺激素加快体内代谢速度，增强成骨细胞和破骨细胞的活性，而骨吸收增加的幅度大于骨形成增加的幅度，最终导致骨质流失。而甲亢患者处于高代谢状态，促进蛋白质的分解，引起钙磷代谢紊乱，从而出现骨质疏松症。

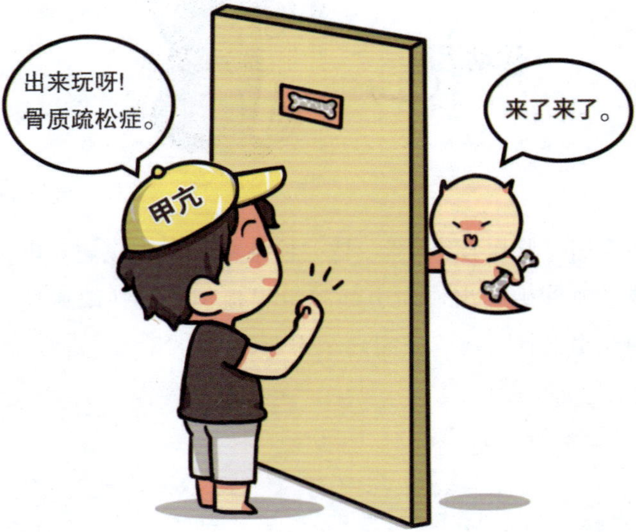

库欣综合征又称皮质醇增多症，由于各种原因导致肾上腺皮质分泌糖皮质激素过多引起的一系列综合征，可出现满月脸、水牛背、向心性肥胖、痤疮、难治性高血压、骨质疏松等症状。由于身体长期分泌糖皮质激素过多，造成体内代谢异常，最终导致骨质疏松症。

还有哪些其他疾病会导致骨质疏松症？

终末期肾病是指各种慢性肾脏疾病进展到终末阶段，此时患者肾脏功能大部分丧失，因而体内毒素不能排出在体内积聚，使患者产生恶心、呕吐、胃纳差、皮肤瘙痒、口氨臭味、水肿等一系列的症状，甚至可危及生命，需要进行血液透析挽救生命。终末期肾病致骨质疏松症主要是因为体内钙磷代谢紊乱、维生素 D 活化障碍、继发性甲状旁腺亢进。

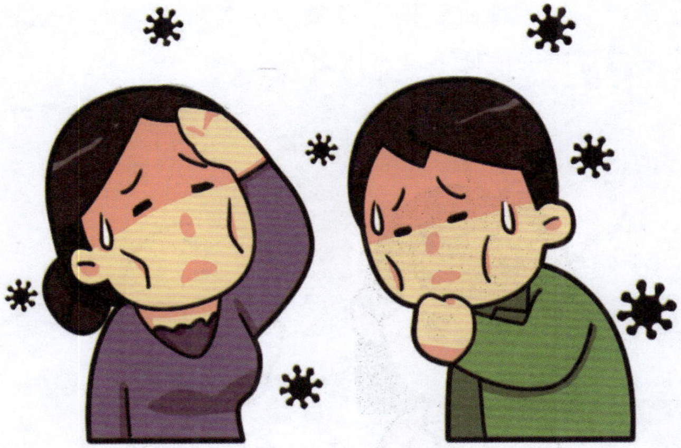

终末期肾病

还有结节病、特发性脊柱侧突、充血性心衰、抑郁、肠外营养、艾滋病等都可能导致骨质疏松症。

第 9 章

儿童和青少年也会患骨质疏松症吗？

随着中国逐渐步入老龄化社会，老年人骨质疏松症的预防和治疗越来越引起大家的重视，但是儿童和青少年的骨质疏松症问题却很容易被忽视。平时的临床工作中，我们碰到不少儿童和青少年因骨量不足而产生的“骨质疏松”现象，从 X 光片看，一般就是椎体或长骨干骺端骨质密度低下或有压缩迹象。

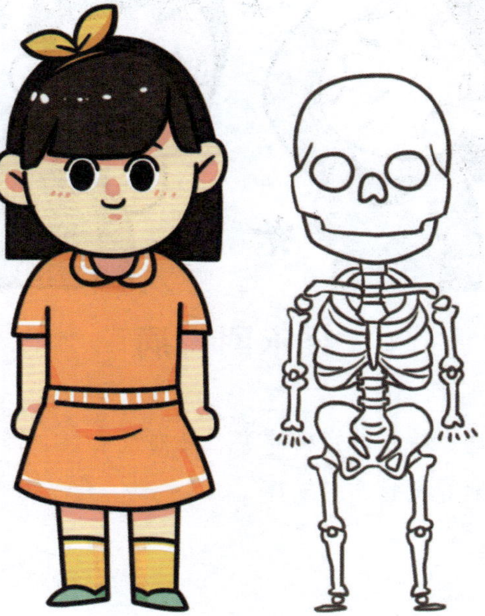

儿童有骨质疏松症，并不一定需要马上治疗。如果为年幼儿童，则应以观察为主，因为其中部分患儿通过改变饮食和运动方式就可以不治而愈，下文我们会提到哪些饮食和运动有助于增加骨质。

对儿童骨量丢失及骨质疏松症问题的认识不足可能导致患儿不能得到及时有效的治疗，严重者可能造成骨折。儿童骨量丢失多为慢性但严重，当其骨量不能达到预期峰值，相对于成人的骨质疏松症患者，他们将会面临更大的风险。

儿童骨质疏松症分为原发性和继发性两种，让我们先来了解一下原发性儿童骨质疏松症。

原发性骨质丢失：在儿科疾病中，遗传缺陷导致骨质和矿物质丢失最多，儿童身上常见的遗传性疾病见表 9-1。

表 9-1　儿童常见骨质丢失性遗传性疾病

疾病		基因突变或酶缺陷
成骨不全症	Ⅰ～Ⅳ型	COL1A1，COL1A2 突变
成骨不全症	Ⅴ、Ⅳ型	1F1TM5，SERPINF1
成骨不全症	Ⅶ型	CRTAP 突变
成骨不全症	Ⅷ型	Prolyl3hydroxylase1 突变
Ⅹ-连锁低磷性佝偻病		PIIEX 基因突变
高胱氨酸尿症		胱硫醚合酶缺乏
低磷酸酯酶症		组织非特异性磷酸脂酶缺乏
肝豆状核变性		ATP7B 突变
铜缺乏综合征		ATP7A 突变

成骨不全又称脆骨病或脆骨-蓝巩膜-耳聋综合征，患儿被称为“瓷娃娃”，是一种罕见遗传性骨病，以低骨量和骨脆性增加为特征，伴有不同程度的骨折、慢性骨痛、蓝巩膜、牙本质发育不良、韧带

松弛和听力障碍等临床表现。

纤维性结构不良是一种少见的骨骼疾病，其形成原因是纤维结构替代了正常骨组织。它有可能独立致病，也有可能与皮肤色素沉着症、高功能性内分泌疾病、多发性骨纤维发育不良联合致病。

您知道吗？并不是所有的婴幼儿的骨质丢失都由原发性骨质疏松症造成的，这就不得不提到继发性骨质疏松症。温和但更持久的骨质丢失及骨质疏松症，可能是机体对各种急慢性刺激的适应性反应。值得注意的是，儿童继发性骨丢失的特点是缓慢而不易察觉的。与具有突出临床表现的疾病相比，儿科医师和外科医师更容易忽略这样的无症状性问题，其结果是未能及早发现骨质丢失，直至发生骨折或骨密度测量提示严重的骨折风险。有些骨质丢失可继发于机体对潜在因素的适应性反应，而有些可能是因素本身的间接结果。最常见的可能引起继发性骨丢失的机制见表 9-2。

表 9-2　可能导致继发性骨丢失的机制

适应性反应：炎症、应激反应
烧伤
脓毒症
克罗恩病
系统性红斑狼疮和其他结缔组织病
类风湿
吸收障碍
囊性纤维化
胆汁瘀积性肝病
乳糜腹
脂溶性维生素和微量元素吸收不良

续表

少肌症
营养不良，包括厌食症
克罗恩病
囊性纤维化
杜氏肌营养不良及其他神经肌肉紊乱
制动
脊髓损伤
矫形外科牵拉
呼吸机使用
骨髓抑制
肿瘤
放射治疗
骨髓抑制药物
自身免疫性骨髓抑制
医源性（药物性）
糖皮质激素
传统抗惊厥药，特别是苯妥英钠
利尿剂
免疫抑制剂
内分泌疾病
重型地中海贫血
甲状腺功能紊乱
生长激素缺乏症
肾上腺皮质功能亢进

营养性骨质疏松症：骨骼生长需要充足的能量和矿物质，当营养物质不足时，机体不能进行正常的骨矿化，就会导致骨密度下降。

废用性骨质疏松症：简单来说，就是骨萎缩。首先，我们要知道机械负重和肌肉收缩对骨量维持具有重要作用，机械负重可提高肌肉强度、增加骨转换率、刺激成骨细胞活性、增加骨重建和骨量累积。但有些患者因患病长时间得不到活动，会出现骨量减少的症状，如有些瘫痪孩子会发现骨骼和肌肉减少，骨量丢失的情况。此外还需注意的是，神经的营养作用缺失、内分泌紊乱也会促使废用性骨质疏松症的发生。

激素相关性骨质疏松症：骨骼矿化受机体多种激素的调节，当机体内激素波动时，骨量就有可能受到损害，性激素、甲状旁腺激素、甲状腺激素、胰岛素等均会对身体的钙磷代谢造成影响，进而影响骨密度。

药物性骨质疏松症：糖皮质激素是呼吸、肾脏免疫、血液等系统疾病常用药物，但它同时容易诱导骨质疏松症的发生，这种就是最常见的继发性骨质疏松症。

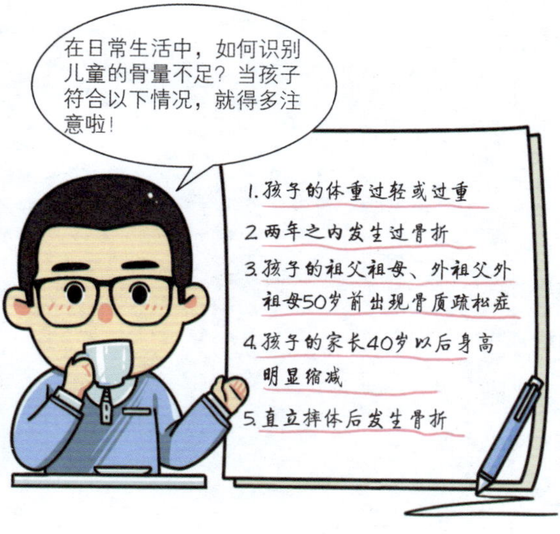
在日常生活中，如何识别儿童的骨量不足？当孩子符合以下情况，就得多注意啦！
1.孩子的体重过轻或过重
2.两年之内发生过骨折
3.孩子的祖父祖母、外祖父外祖母50岁前出现骨质疏松症
4.孩子的家长40岁以后身高明显缩减
5.直立摔体后发生骨折

说完了日常判定方法，临床上如何诊断儿童骨质疏松症？

2007年国际临床骨测量协会（ISCD）首次儿科发展共识会议明确了儿童骨质疏松症的定义，指出儿童骨质疏松症的诊断必须同时存在临床骨折史和低骨矿物含量（BMC）或低骨矿物密度（BMD），重点强调不能单独依据BMD检测来诊断。

根据该指南，骨质疏松症的低BMC或低BMD是指经年龄、性别和身材校正后的BMC或面积BMD的 $Z \leqslant -2.0$；临床骨折史包括1处下肢长骨骨折，或1处腰椎压缩性骨折，或2处上肢长骨骨折。

2013年ISCD第2次儿科发展共识会议对儿童骨质疏松症诊断标准进行了修订。强调在无局部疾病或高能量创伤时，发现1个或多个椎体压缩性骨折就可诊断为骨质疏松症。此外，若无椎体压缩性骨折，骨质疏松症的诊断需具备临床显著骨折史（10岁内各年龄有2处及以上的长骨骨折，或到19岁期间的任何年龄有3处及以上的长骨骨折）和BMD的 $Z < -2.0$。

那么BMD值怎么测得呢？在2007年ISCD儿科发展共识会议上，明确了DXA为儿童骨密度测定及评价的最优方法。DXA是一种检测不同能量的光子通过软组织和骨骼时衰减量的影像学方法，反映了所测区域内BMC和面积骨密度（aBMD）。这一方法具有低辐射剂量、高精确度及可重复性等优点。DXA是各年龄阶段儿童最常用的BMD检测技术，也是国际唯一认可的BMD检测方法。

青少年骨量不足问题日益突出，如何解决？

当前，由于学业压力大、运动量骤降、饮食结构变化而出现的青少年群体中骨量不足的问题较为普遍。但目前骨质疏松的诊断是以人的峰值骨量为参考的，因为青少年未达到峰值骨量的年龄，所以并不是传统意义上的骨质疏松症，但是“如果骨量明显累计不足，会影响到峰值骨量的最高水平，也会增加未来发生骨质疏松症的风险”。

峰值骨量的90%都是在青春期积累的，青春期学生正处于快速生长发育期，这一时期是骨骼生长和矿化极其活跃，也是获得最佳峰值骨量的关键阶段。在没有引起骨骼代谢异常的疾病发生情况下，峰值骨量水平越高的人群，越不容易患骨质疏松症，想提高峰值骨量，要从小抓起。

孕妈妈缺钙也会影响胎儿骨量吗?

糖尿病、甲状旁腺功能亢进症、慢性肾脏疾病等多种疾病，服用糖皮质激素、免疫抑制剂等多种药物均可能引起骨质疏松症。

然而，几乎所有孕产妇都会缺钙，进而影响自身及胎儿/婴儿的骨量。在怀孕中晚期，由于胎儿的快速生长，孕妈妈相比普通成年人更需增加钙的摄入量。如果孕妇缺钙，就容易腿抽筋，也会影响胎儿的骨量。产妇缺钙，则会导致乳汁中的钙含量不够，影响新生儿的钙摄入。

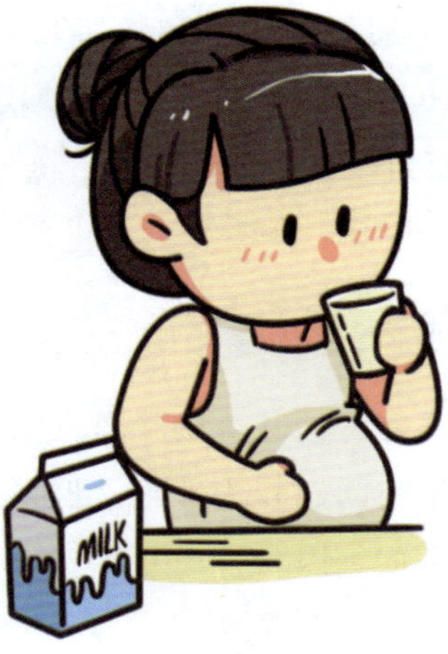

单纯喝牛奶、吃钙片就可以预防骨质疏松症吗？

部分人群吸收功能较弱，吃钙片不一定能起到预防作用，还要摄入活性维生素 D，促进对钙的吸收，才能达到预防作用。

解决方法来啦！如何预防儿童骨质疏松？

（1）钙剂摄入以外，维生素 D 不可缺少。维生素 D 又被称为抗佝偻病维生素，主要用于组成和维持骨骼的强壮。适当的日光浴足以满足人体对维生素 D 的需求。因为人体皮下储存有从胆固醇生成的 7-脱氢胆固醇，受紫外线的照射后，可转变为维生素 D_3。家长应让孩子适当晒太阳，以幼儿园的儿童为例，正常饮食加晒太阳，就足够补充生长发育所需的维生素 D。钙剂是治疗骨质疏松症的理想药物，每日口服摄入的钙对于保持人体内环境稳定及促进骨重建和增长至关重要。

0～1 岁婴儿每日从母乳中吸收的钙大约 225 mg，而我国的推荐摄入量是 400 mg/d；1～3 岁、3～6 岁、6～10 岁、10～14 岁儿童每日推荐摄入量则分别为 600、800、800、1 000 mg/d；18 岁以后为 800 mg/d。维生素 D 可增加肠道钙的吸收及利用、促进肾脏钙的重吸收、动员骨钙储存及抑制甲状旁腺激素介导的骨吸收。维生素 D 用于骨质疏松症防治时，剂量可为 800～1200 IU/d。如不能口服维生素 D 或本身为重症骨质疏松症患儿，可肌注维生素 D 20 000～30 000 IU 1 次，3 个月后，将维生素 D 剂量改为预防性治疗剂量。给予高剂量维生素 D 治疗的同时，还应每天补充钙剂 800～1 000 mg。

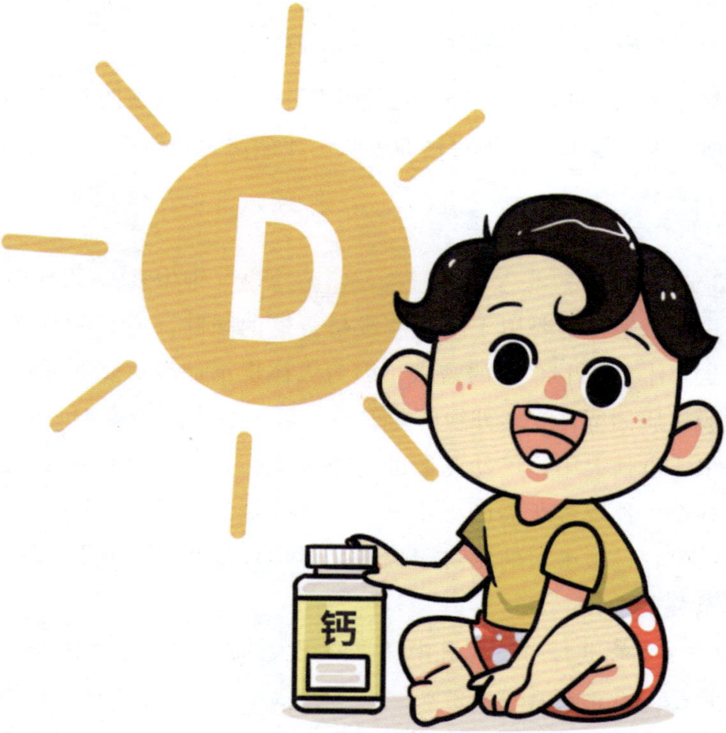

(2) 饮食均衡，营养充足。我国绝大多数儿童和青少年钙摄入不足，影响骨骼的发育。可以让孩子多食用富含钙质的食物，如牛奶及奶制品、豆类及豆制品还有鸡蛋黄等；青少年尤其要避免摄入过多的碳酸饮料，否则可能导致钙无法沉积到骨骼。此外，体重太轻或太重也同样影响着骨骼质量。比如肥胖，易导致骨量下降，体重过大会对骨骼产生不利的影响，让关节承受压力，也会导致骨关节炎的发生。

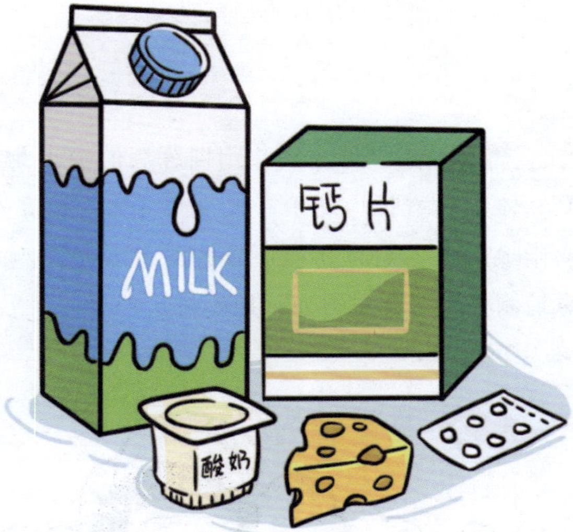

（3）适当锻炼，运动是儿童“骨质疏松”治疗的重要手段。户外运动不仅可以通过日晒补充维生素 D，还可以促进新陈代谢，加速血液循环，给骨骼组织输送更多的营养物质，使骨骼生长加速，骨质致密。但幼儿运动，千万要注意适量。太小又较胖的婴儿，不建议家长让孩子太早学走路，容易导致关节负重过大而变形。幼儿手腕、脚踝都未发育完善，所以活动时间不能过长，强度不能太大。青少年则应多运动，走路、跑步、跳绳等都有助于增加骨量。

运动有利于儿童骨质疏松症的预防及治疗。儿童处在骨骼发育的关键时期，在此时期进行适当的运动锻炼，不仅可以改善骨组织血液循环，增加钙磷沉积，促进骨塑建，还能增加骨和骺软骨骨板生长所需的压力和张力的刺激作用，促进骨骺软骨骨板的增长，加速骨生长。治疗青少年骨质疏松症的最佳运动方式为负重运动，中等强度的运动对骨质疏松症的治疗效果最好。运动时间和频率并没有统一标准，一般以能够耐受、次日不感疲劳为度。

那么有哪些运动适合儿童锻炼，增加骨量?

长跑有助生长发育。经过一年长跑训练后的少年儿童，身体发育正常，身高、体重的增长均高于一般少年儿童。但是少年儿童毕竟身体发育尚未成熟，各器官功能还较薄弱，因而长跑时必须负荷适当，并注意控制强度，并量力而行地安排运动量。

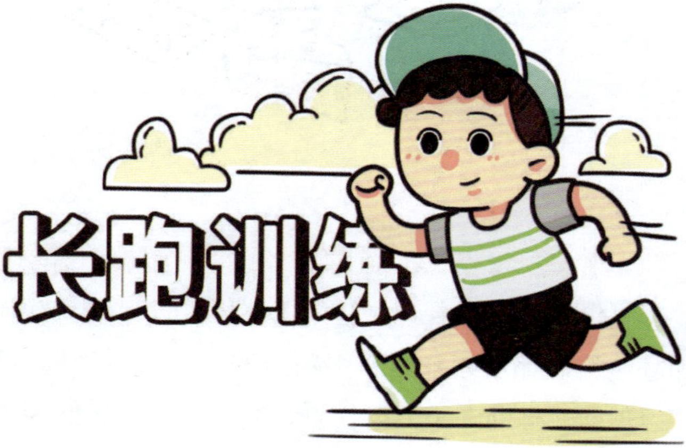

坚持立正训练。立正训练对矫正“O”形腿和“X”形腿非常有效。“O”形腿者要两脚并紧，两膝关节尽力相靠，必要时可用弹性适当的橡皮带扎在两膝关节上，使其增加内靠力量。“X”形腿者两膝关节要并紧，两脚跟尽力内靠。每天进行 2 次或多次，每次坚持 20 分钟。

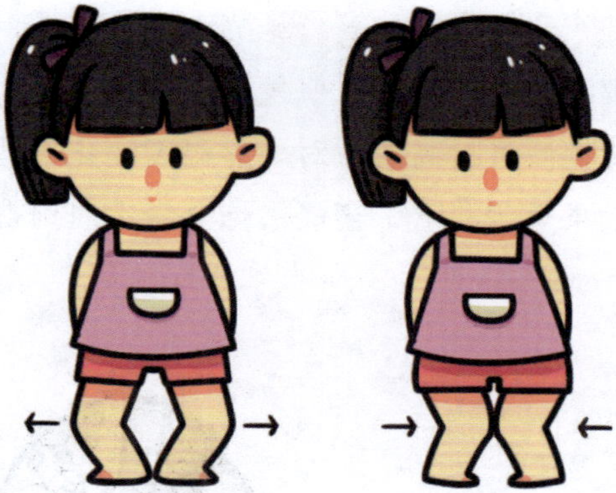

膝内翻　　　　膝外翻

乒乓球运动有助于骨骼发育和生长。乒乓球运动时不断地跑动和挥拍动作可增进儿童的骨骼发育和生长，还能起到预防近视的作用。眼睛疲劳是造成近视的重要原因。而在打乒乓球的时候，双眼必须紧紧盯着穿梭往来，忽远忽近，旋转多变的快速来球，使眼球不断运动，血液循环增加，眼神经功能提高，从而能使眼睛的疲劳消除或减轻。

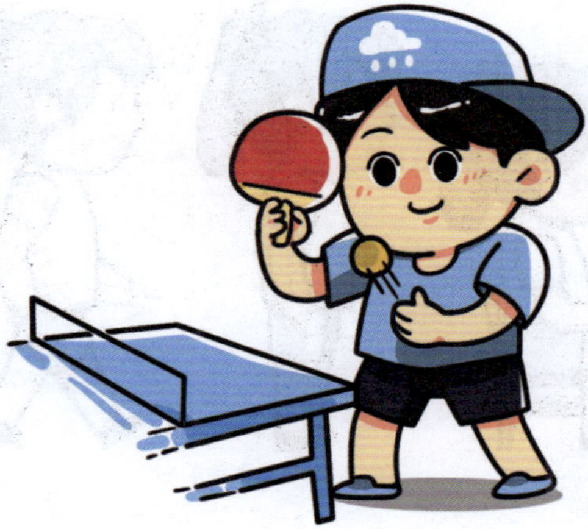

游泳时，能促进儿童生长发育。游泳能够增强新陈代谢，促进身体健康。经常游泳能促进呼吸肌发育，肺活量增加，从而提高呼吸功能。冷水的刺激可提高儿童对外界温度变化的适应能力，游泳对心肺的锻炼效果更为显著，还能锻炼全身大肌肉群，使身体长得健美匀称。

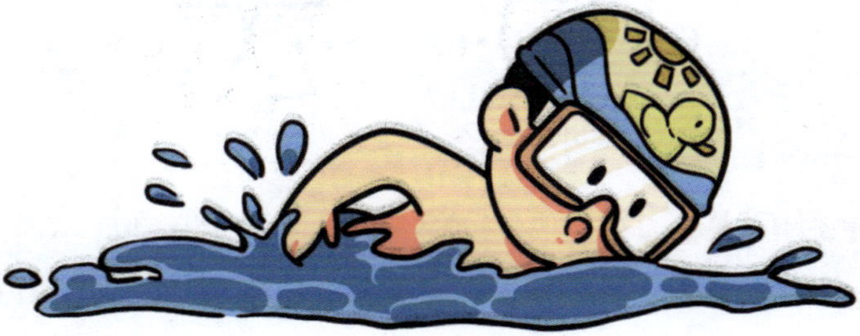

正确的坐姿、站姿及行走姿势有利于骨骼健康。在日常生活中要注意孩子的坐、立、行姿势，尽量避免让孩子长时间重复某种动作，或保持某一姿势，以免引起骨骼变形。

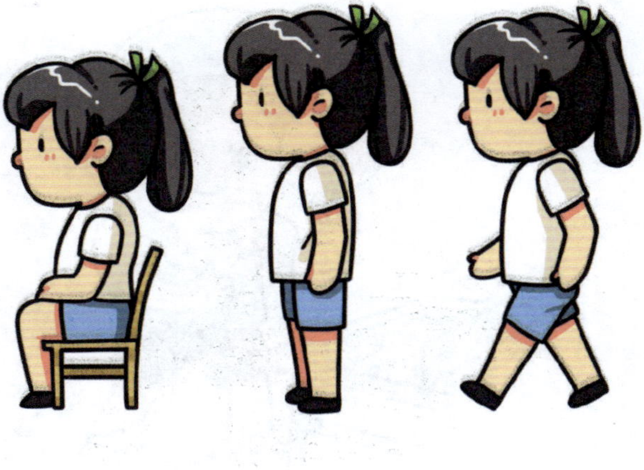

如何治疗儿童骨质疏松症？

目前尚无对儿童骨质疏松症的治疗指南，除了骨质疏松症导致的骨折和畸形等需要外科干预外，一般认为，运动是儿童骨质疏松症预防及治疗的主要措施。药物治疗通常先补充适量的钙和维生素D，甚至抗骨吸收及骨转换抑制剂药物。钙剂是治疗骨质疏松症的理想药物，但也需要在专科医生指导下进行治疗。

儿童和青少年骨质疏松症是不可忽视的问题吗？

骨质疏松症问题从胎儿时期就应重视。18 岁以前是骨量积累的重要阶段，如发现骨量不足要及时补偿纠正，一旦过了峰值骨量的年龄段还一直落后，就会失去补救的机会！12 岁以下的孩子骨量不足多是受家庭影响，因此家长应多关注相关的健康知识，改变家庭饮食结构，让孩子动起来。

第 10 章

骨质疏松症防治常见误区，您中招了吗？

骨质疏松症发病率已跃居世界常见病的第 7 位，想不到吧，看起来默默无闻的病，居然严重威胁着我们的健康。别看它讨厌，它还有自己专属的艺名叫“寂静的疾病”，因为多数人在患病初期到中期都不会有明显感觉，但它一旦发展起来会导致骨质疏松性骨折（脆性骨折），致使残疾或者死亡，给患者及其家庭带来沉重的经济负担和精神折磨。

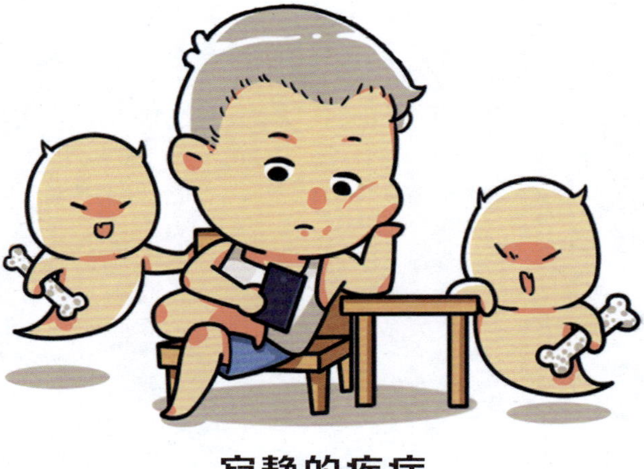

寂静的疾病

您还敢小看这种疾病吗？赶紧警惕起来！那么您可能要问了，这种疾病要怎么鉴别呢？干货来了：归纳来说这些骨质疏松症患者可以分为以下三类，分别会出现以下症状：

第一类患者无任何症状，当体检或者拍片发现骨质疏松时，往往会忽视骨质疏松症是一种疾病，导致错过了最佳的治疗时间。但恰恰这阶段患者治疗起来最为容易，但是患者通常不愿意接受治疗。

第二类患者有轻度到中度的腰背部、胸肋部疼痛症状，同时存在骨质疏松。这类患者通常不会认识到疼痛是由骨质疏松症引起。就算是引起重视，采取治疗，一旦疼痛得到缓解，这些患者侥幸心理就冒出来了："都不疼了，那就不治了吧"，结果前功尽弃。

第三类患者已经有明显疼痛症状，甚至已经发生了椎体或者髋部骨折，这时疼痛剧烈，当然会意识到骨质疏松症的危害性，然后积极接受治疗。但是结果呢？就像前文所述，已经是错过了最佳治疗时间，再怎么样后悔也于事无补。

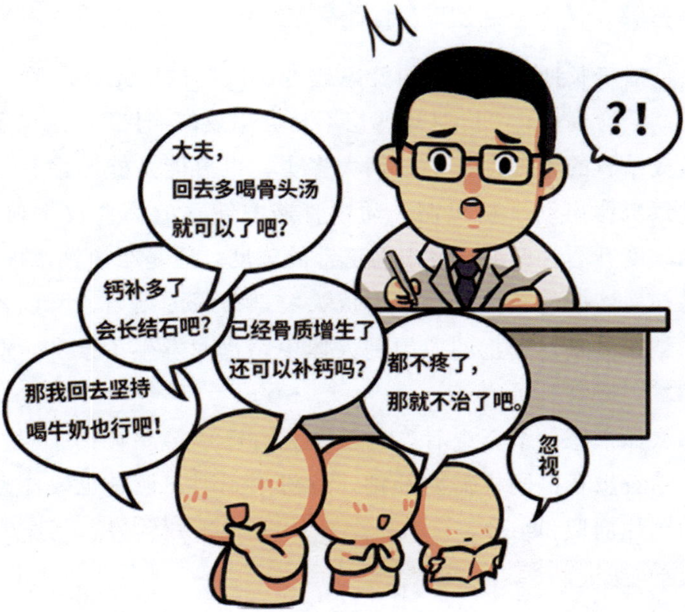
?!
大夫，
回去多喝骨头汤
就可以了吧？
钙补多了
会长结石吧？
已经骨质增生了
还可以补钙吗？
都不疼了，
那就不治了吧。
那我回去坚持
喝牛奶也行吧！
忽视。

您可能要问了，是什么原因导致患者都不重视这个疾病呢？明明有这么大危害，难道是医生没有宣传到位吗？我也总结了一下原因，每当遇到前面两类患者的时候，我总是苦口婆心地跟患者强调骨质疏松症的危害性，用真实案例教育患者，期望警醒这类患者能够尽早接受治疗。但多数患者都会回复我这几句熟悉的话："医生，钙补多了会长结石吧？""医生，我回去多喝骨头汤就可以了。""医生，我已经骨质增生了，还可以补钙吗？""医生，那我回去坚持喝牛奶吧！"……然后，就没有然后了，每到这个时候我也很无奈，总不能摁着他们治疗吧。

作为医生在就诊中发现80%的人都会碰到以下这些误区，赶紧检验下，看说的是不是你？

误区1 长期补钙会增加结石风险

人们对于长期补钙最大的疑虑或者误区莫过于此。10个门诊患者就有9个会询问，"长期补钙是不是会引发结石啊"。这里着重强调，造成结石的原因，并不是钙太多了，也可能是外源性钙摄入不够，导致机体启动平衡机制，动用骨骼中储存的钙释放至血液中，使血钙浓度升高，保证血液中钙正常的浓度。但是当血钙浓度升高，就容易与血液中的草酸结合，形成大家都讨厌的结石，所以钙太多不增加结石风险，真正的原因是人体中钙代谢发生了紊乱，造成不正常的"钙搬家"所致。

那么如果您是结石患者，您就认为自己不需要补钙了吗？大错特错，结石患者也同样需要补钙，意想不到吧，但是也要注意选择合适的钙片剂型和组分，所以，长期按合理剂量补钙，不但不引起结石，反而降低患肾结石的风险。

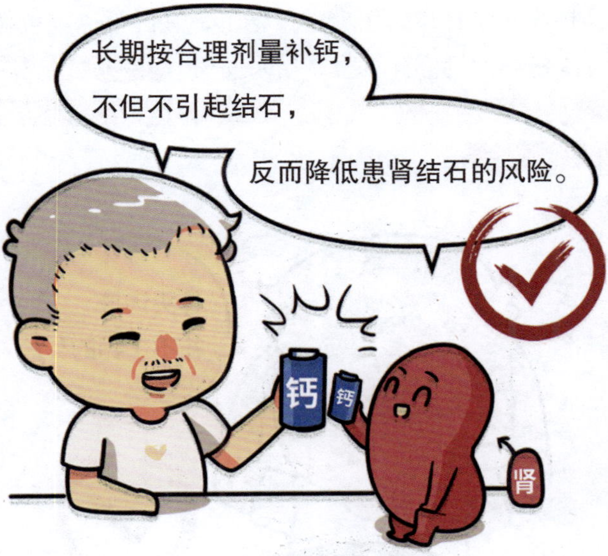

误区❷　多喝骨头汤就可以补钙了

补钙也是有健康标准，这样补钙才不会错：成人每日钙推荐摄入量为 800 mg（元素钙），50 岁及以上人群每日钙建议摄入量为 1 000～1 200 mg。最好的补钙方式是食补，如果饮食中钙摄入不足，那我们可以适量补充钙。问题来了，是不是越多越好呢？当然不是，超大剂量补充钙剂可能增加肾结石和心血管疾病的风险，所以钙补充多了不行，少了也不行。长期补充钙剂还是需考虑其钙元素含量、安全性和有效性。其中碳酸钙特点是：含钙量高、吸收率高、易溶于胃酸。它不良反应表现为：上腹不适、便秘等。枸橼酸钙特点是：含钙量较低、水溶性较好、胃肠道不良反应小，枸橼酸有可能减少肾结石的发生，适用于胃酸缺乏和有肾结石风险的患者。特别注意的是高钙血症和高钙尿症时应避免使用钙剂。

吃什么补什么，相同的道理骨折喝骨头汤，您肯定会说这是老百姓家喻户晓的常识，肯定不会出错，但是事实真的如此吗？骨头汤真的能补钙吗？我打赌，您肯定想错了，有医学专家曾做过实验，他们检测骨头汤内的钙实际含量，结果发现：骨头汤经过反复煮到第四遍才有少许钙质析出，也就是说我们平时熬的骨头汤内钙含量几乎跟白开水没有区别。

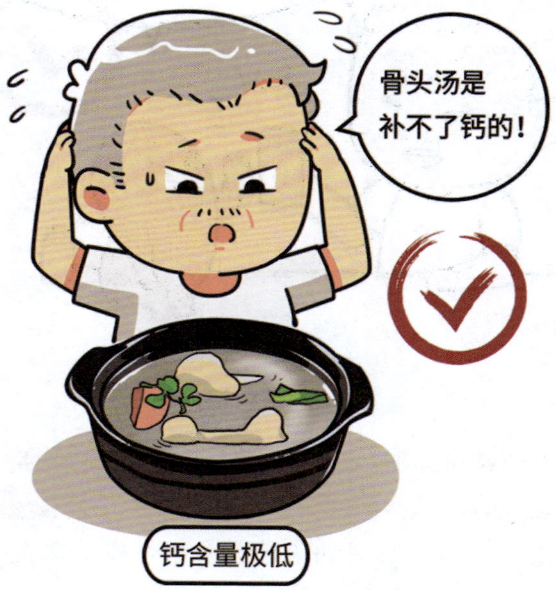

有人说了："添加醋能加强钙的析出。"开始我也这样以为，随后，医学专家为了验证这个说法，他们也在熬汤中加入食用醋，发现醋真的能少量增加钙的析出，但是却增加了骨头内有害重金属的析出，所以大家明白了吧，不建议熬汤加入过多的食用醋。而且骨头内的钙难溶于水，所以汤里钙含量极低（略高于自来水内钙含量），相反骨头含有大量的脂肪，中老年患者过多摄入骨汤，非但不能起到补充钙剂的作用，反而增加患高血脂的风险。

这种得不偿失的事情，相信大家再也不会去做。当然我们可以把骨头汤当做食材，如做高汤、炖菜、煮面等，味道鲜美，还有能增加食欲的效果，并且骨头汤中含有的其他营养素，也能起到均衡营养的作用。

误区③　骨质增生不能补钙

在门诊总是会有患者问这样的问题："骨质增生是不是钙补多了？""我都已经长骨刺了，还需要补钙吗？""补钙会不会让我的骨刺越长越大？"现在我很肯定地告诉大家：骨质增生可以补钙，需要补钙，补钙不会加重骨刺生长。

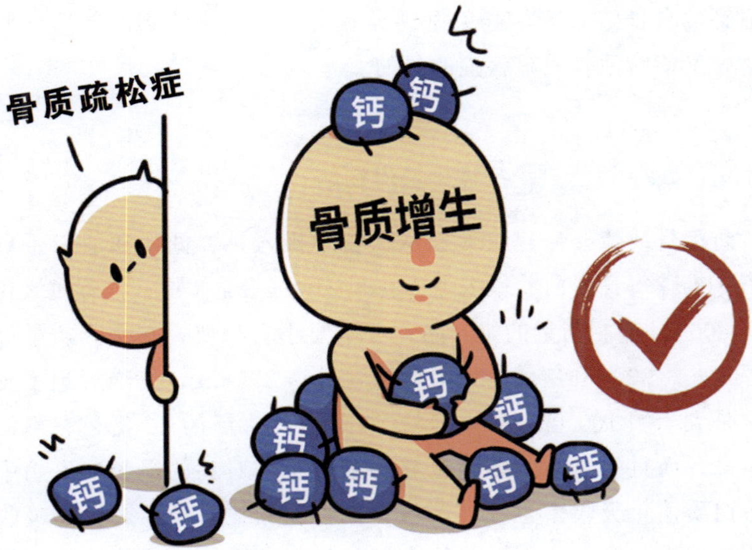

您以为骨质增生就不用补钙了吗？想多了，实际上骨质增生也是缺钙的表现。医学研究证明：骨质增生与骨质疏松症二者的发病原因都是钙缺乏所致，所以老年人一旦缺钙，别意外，骨质增生与骨质疏松症两种疾病会一起来找你。

骨质疏松症与骨质增生形成原因：人体的骨骼是血钙的调节库，动态平衡调节血钙浓度。缺钙时，血钙浓度降低，在甲状旁腺激素的作用下，加速骨骼分解释放钙到血液中，提高血液钙的水平，同时导致骨质疏松症；当血钙升高到一定程度，降钙素又开始发挥作用，将血液中的多余的钙沉积到骨骼中，促进新骨形成同时导致骨质增生，这就是骨质增生的发病机制。由此可见，骨质增生和骨质疏松症是钙丢失引起的一对孪生病。所以，不要认为骨质疏松症和骨质增生不要补钙，相反只有通过补钙，才能增加钙质的吸收，刺激血钙的自稳定系统，避免血钙异常波动，最终达到既能防治骨质增生，又能防治骨质疏松症的目的。

误区4 骨质疏松症喝牛奶没有用

防治骨质疏松症建议大家从饮食中摄入钙、低盐和适量蛋白质元素。推荐每日蛋白质摄入量为0.8～1.0 g/kg体重，推荐每天摄入牛奶300 ml或相当量的奶制品。可不要小看牛奶，它是人类最好的钙源之一，300 ml新鲜牛奶活性钙含量约375 mg，您绝对想不到的是它是大米的100倍、瘦牛肉的75倍、骨头汤的20倍，它不但钙含量高，而且牛奶中的乳糖也有利于老年人对钙的吸收，牛奶中的乳蛋白质消化吸收率也很高，与其他食物相比，老年人更易吸收和利用牛奶中的钙，从而调节体内钙的代谢，维持血清钙浓度，增进骨骼的钙化。

敲黑板：吸收好对于补钙是尤其关键的，故“牛奶是能补钙的”这个说法大家要牢记。好多人来和我说：医生我每天都喝牛奶，为什么还是会缺钙呢？

那可能是忽略了摄入时间的问题。我们建议：晚上喝牛奶，尤其是临睡前。别小看了这个时间节点，此时机体正处于低血钙状态，摄入的钙正好可以“雪中送炭”，既可改变机体钙摄入不足的状态，维持血钙平衡，又可以改善睡眠，更好地防止骨质疏松症和骨折。

牛奶虽好，但不要贪杯哦！推荐是每天喝 300 ml 左右的牛奶，但是 50 岁及以上人群每日钙推荐摄入量为 1 000～1 200 mg，所以至少每天需要摄入 1 L 以上的牛奶。您以为摄入足够的钙就能防治骨质疏松症了吗？那您可能想得太美了，目前尚无充分证据表明单纯补钙可以替代其他抗骨质疏松药物治疗，所以钙剂应与其他药物联合使用。坚持喝牛奶可以预防骨质疏松症，但是不要有单纯喝牛奶就能治疗骨质疏松症的不切实际的想法。

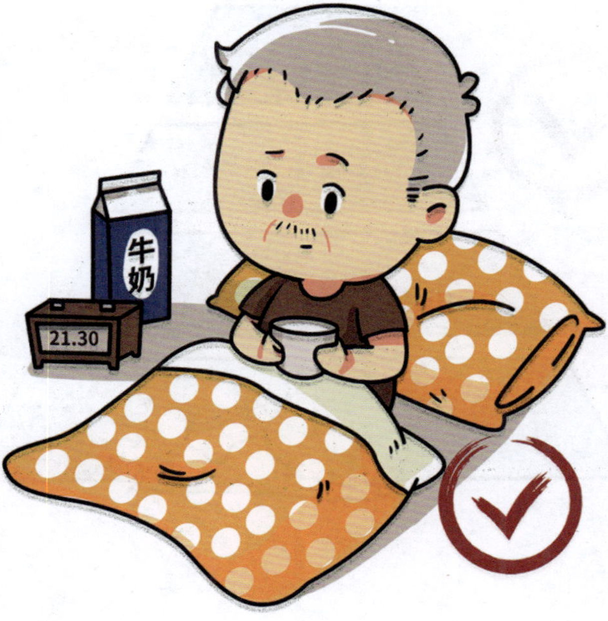

误区5 骨质疏松症就是缺钙，补钙就是吃钙片

骨质疏松症的发生是很多因素共同作用的结果，单独钙剂补充并不能收到良好的效果，所以不要寄希望于单独的钙剂。那么如何才能更充足地补钙呢？答案是和膳食结合。我国卫生部发表的“中国居民营养与健康状况调查”中指出：全国城乡平均每天钙摄入量为 391 mg，只相当于推荐量的 40%左右，那其他的钙去哪里补充呢？这时候膳食中摄入钙的不足部分则由钙剂补充。

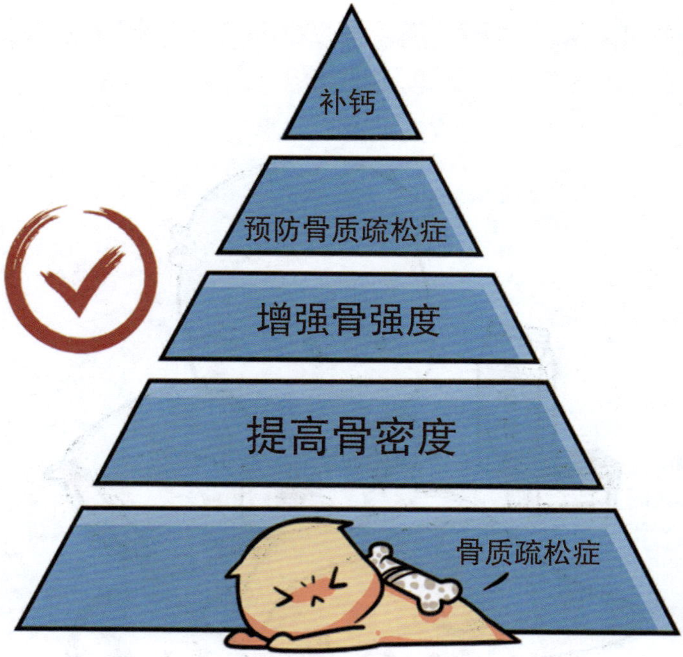

治疗骨质疏松症是一个持久战役，想靠药物方案单纯补钙是不够的。钙剂和维生素 D 是基础治疗，如果确诊为骨质疏松症，别伤心，到正规医院的骨科或者内分泌科规范治疗。目前正规抗骨质疏松症药物治疗主要分为两大类：

(1) 减少骨吸收药物。减少骨吸收药物如同“节流”，阻止骨骼中的钙量进一步流失。

(2) 促进骨形成药物。而促进新骨形成药物如同“开源”，也就是帮助外源性钙剂沉积在骨骼中，帮助患者“长新骨”。

不同程度人骨质疏松症患者需要选择不同的治疗方案。例如：多次骨折及骨量很低的老年患者，“节流”治疗已不能满足患者需求，需要通过长新骨药物治疗，才能减少中重度骨折的患病概率。因此，骨质疏松治疗方案需个体化，不是单纯补钙，而是提高骨密度、增强骨强度和预防骨折的综合治疗。

最后，再次强调，骨质疏松症是一种没有感情的“寂静的健康杀手”，得了骨质疏松症不要害怕补钙，更不是单纯补钙，合理补钙，消除补钙误区，向医生咨询个体化治疗方案。

第 11 章

骨质疏松性骨折如何防治？

骨质疏松性脊柱骨折是什么？

什么是骨质疏松性骨折？简单来说就是骨头太脆了、经不起折腾就出了问题，专业一点地说就是骨组织量的减少，骨皮质变薄，骨强度明显下降。

那么什么样的人容易发生这种问题呢？研究表明，绝经后的妇女和老年人更容易发生骨质疏松性骨折，快看看这种疾病离你远不远吧！近几年我国人口老龄化的速度简直像是开了挂，想想就让人揪心，这个病这不正好适应我们的国情而发展的吗？人体骨骼就像机器的零部件，一旦老化就容易出现骨折、损伤等毛病，其中主要以脊柱、髋部、前臂远端等部位最多见，而骨质疏松性脊柱骨折最常见。

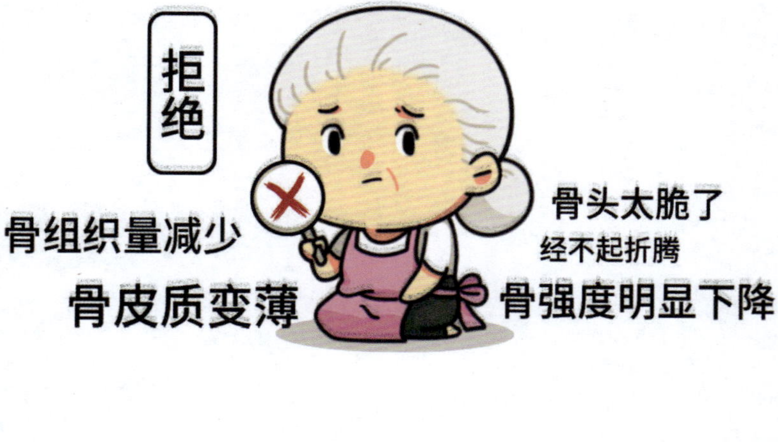

❶ 怎么才能知道自己是骨质疏松性脊柱骨折呢？

敲黑板，划重点啦！以下几种可能需要警惕：走路或活动的时候出现了疼痛；走路动作变形；肩膀或后背不再挺拔；已经出现了骨折并且所有方法都试过但还是康复不了。那么您就要当心了，自己有可能得了骨质疏松性脊柱骨折。

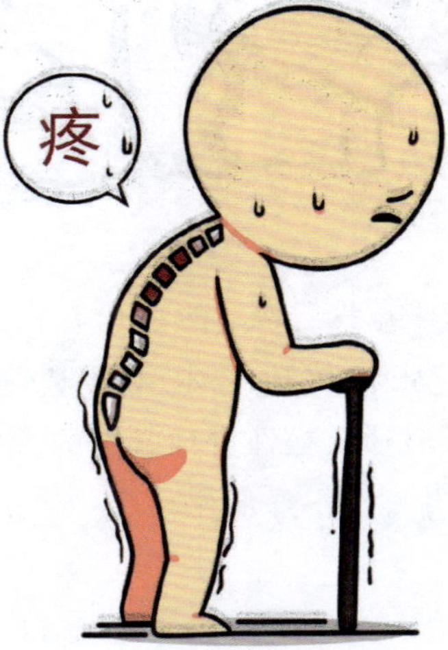

这时候有人问了：光靠看可不行啊，咱们还是不敢肯定啊！别急，我们还有“影像兄弟”来帮忙！X 线片一照，骨质疏松症所致脊柱骨折原形毕露：椎体被压缩变形，骨折常发生在下胸椎和上腰椎，尤以 T_{12}（胸 12）和 L_1（腰 1）为著，可单独一个或同时多个椎体受累，椎体前缘骨皮质发生皱褶、中断，边缘模糊。

❷ 那么一旦骨折了应该怎么治疗呢？

目前治疗分为两种，第一种是保守治疗，对于新鲜骨折可试行手法复位，但是，如果患者就诊时间较晚或者年老体弱不能耐受复位，初期配合胸带，躺硬板床，后期慢慢下地活动。

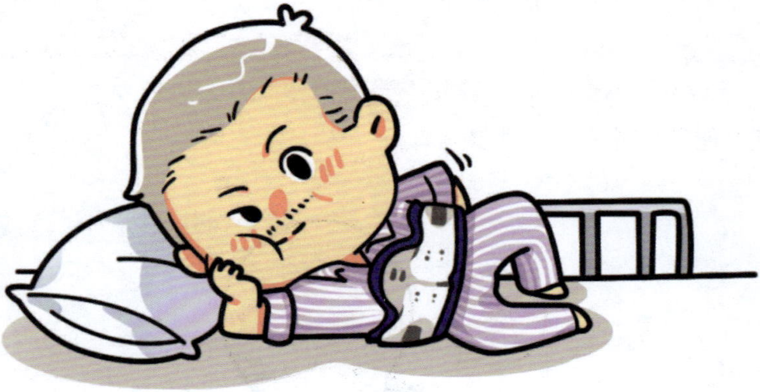

第二种是手术治疗，我们常用的手术方式包括经皮椎体成形术（PVP）、经皮球囊扩张椎体成形术（PKP）和经皮自体骨移植（PBG）是近年来治疗骨质疏松性脊柱骨折的微创治疗方法。可以让患者早下床活动减少并发症，降低死亡率。

什么是髋部骨折？

大家可能会问什么是髋骨？它在哪里？让我来告诉您吧！髋骨就是支撑我们屁股的那块大骨头。老年人最容易出现髋部骨折了，年纪大了，一方面骨代谢减弱；另一方面，反应速度、身体的敏捷性和协调性下降，比如一个踉跄摔倒对年轻人来说可能没有太大的影响，但许多老年人可能就会发生骨折。轻则手腕骨折，重则髋部骨折；如果大胯摔骨折了，躺在床上不能动弹的话，那可真是“要了老命”了。

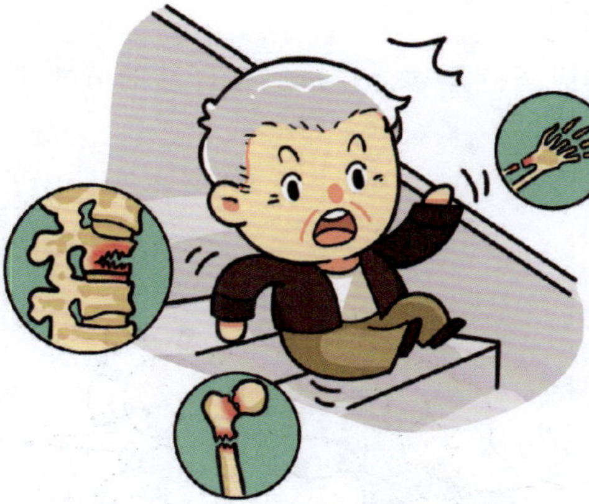

❶ 如何预防老年骨质疏松性髋部骨折呢？

保持良好的生活习惯。

禁烟、戒酒、不喝浓茶、不吃辛辣等刺激性食物；多摄入高蛋白、高钙食物，如鱼类、豆制品等；避免过咸和油腻食物，多食用新鲜水果和蔬菜，保证充足的睡眠。

坚持运动锻炼。

中老年群体应坚持运动，选择适合自己的方式进行运动，比如散散步、打打太极等。

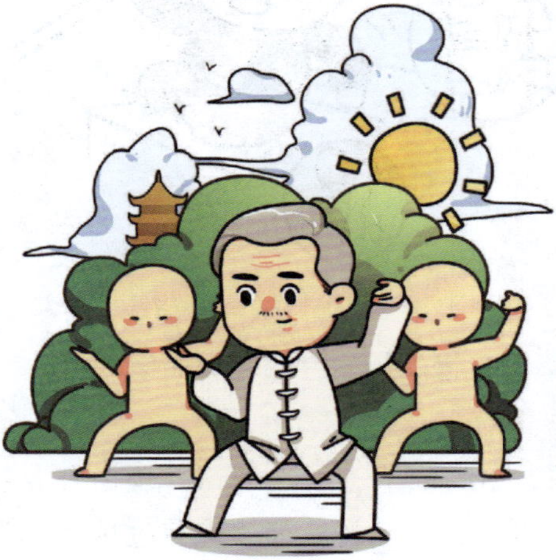

防止摔伤跌倒。

在日常生活中，对于身体不灵活、行动不方便的老年人我们应给予其更细心的关怀、照顾，搀扶其行走，尽可能避免让老年人跌倒。

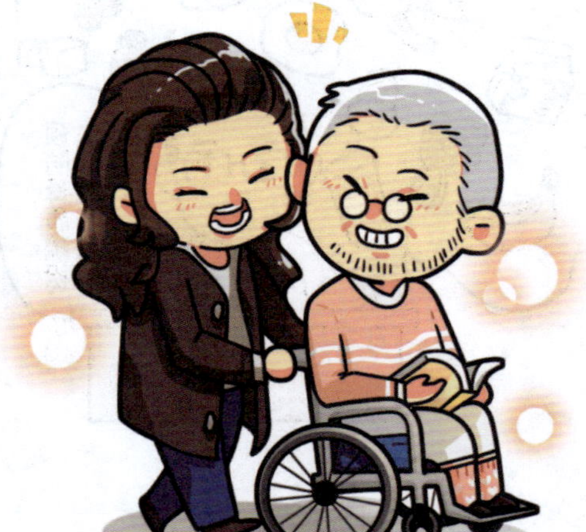

② 如何治疗骨质疏松性髋部骨折呢？

第一，保守治疗。

对于没有发生骨折移位的患者我们可以采用皮牵引及骨牵引的保守治疗，可有效缓解患者的病情，减轻患者的痛苦。保守治疗虽具有较好的临床治疗效果，但它同时有“优点”和“缺点”。

优点： 不用动手术，不用麻醉，对医院和医生水平的要求相对不高，患者“看起来”承担的风险小，经济花费“感觉”也少。

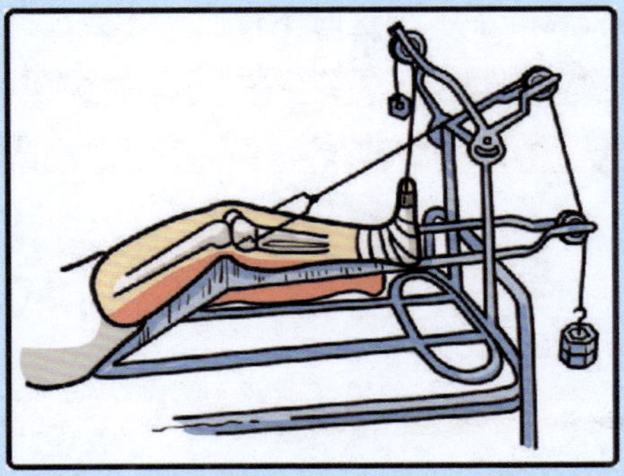

缺点： 患者痛苦大（不仅要长期卧床，而且卧床时需一动不动，翻身都困难），卧床时间久容易出现各种严重并发症（压疮、肺炎、下肢静脉血栓等），实际花费人力精力等并不小，承担的潜在风险可能更大。

第二，手术治疗。

手术治疗一般包括内固定术（PFNA）和人工髋关节置换术。

内固定术适合治疗股骨粗隆间骨折，具有对合紧密、牢固可靠的优点，对促进患者骨折的早期愈合具有较好的作用。

人工髋关节置换则适用于骨折情况较为严重或者第一次手术失败的患者，能够有效地降低患者术后疼痛，避免再次手术，患者术后能早期下地活动，大大提高生活质量；但是，由于费用昂贵、寿命有限，患者及家属在选择的时候可能会犹豫。

③ 如何选择?

如果真的遇到这样的情况该如何选择呢？相信看了我们的科普您心里可能有了大概的方向。随着医学的发展和人们对生活质量要求的增高，绝大多数病患都不再选择保守治疗。除非是身体条件实在太差，没有办法麻醉手术。这时不得已，才会选择保守治疗。听公立三甲医院专业骨科医生的专业建议，永远是风险最小、收益最大的选择，同时还需要患者结合自身情况做出合理的决定。

什么是桡骨远端骨折?

您可能会问，什么是桡骨远端骨折？其实说简单一点就是手腕子骨折；可能您还会问，手腕好端端的怎么会发生骨折呢？其实主要原因在于暴力损伤，老年人因为骨质疏松，不慎摔倒后用手腕撑地，就很容易发生骨折。

① 当您摔倒感觉手腕疼的时候，该如何诊断是桡骨远端骨折了呢?

如果您的手腕出现了下图枪刺刀样畸形的话，很可能就是骨折了；建议您立刻去医院拍 X 光片。

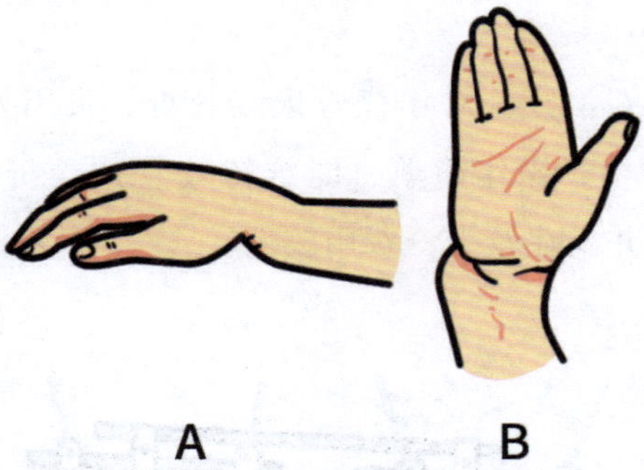

② 确诊后该怎么治疗呢？

目前主要有 2 种治疗方式供您选择。

第一：手法复位，保守治疗。

这种方法适用于骨折无明显移位的患者，或者有移位的伸直型骨折或屈曲型骨折，多可用手法复位成功。复位后可采用石膏或小夹板固定腕关节于功能位 3～4 周。

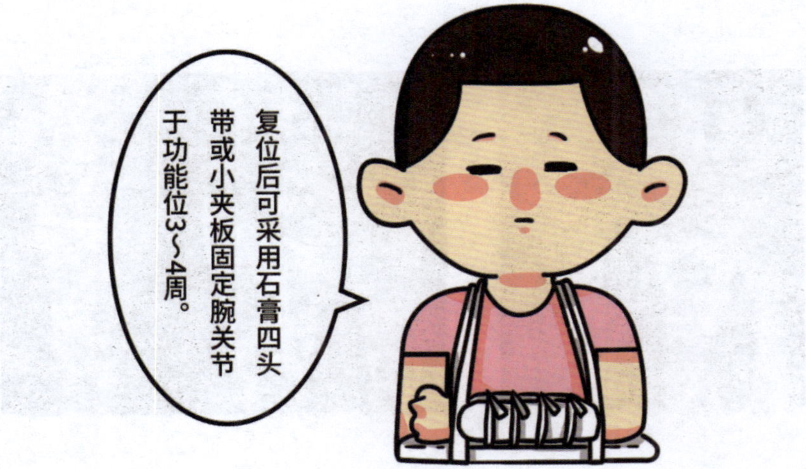

第二：手术治疗。

（1）外固定架治疗。对于桡骨远端骨折，采用外固定支架方式具有微创、切口小、操作简单、能维持较复杂骨折的固定等优点，并且此治疗方式并发症较少、费用较低。

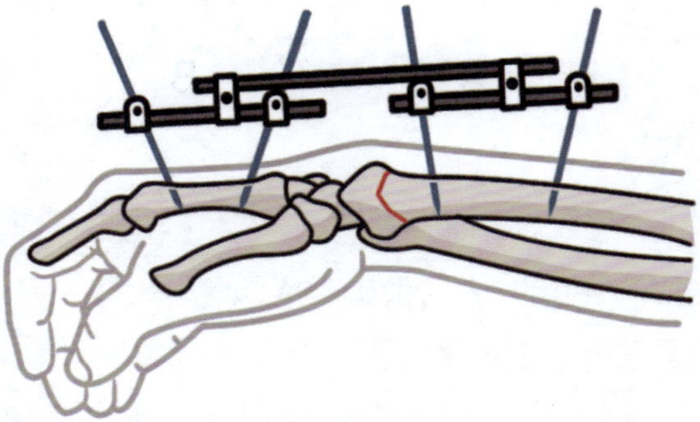

（2）切开复位内固定。对于粉碎性骨折、复位困难，或复位后不易维持者，常需手术复位，使用克氏针、螺丝钉或“T”形钢板内固定。

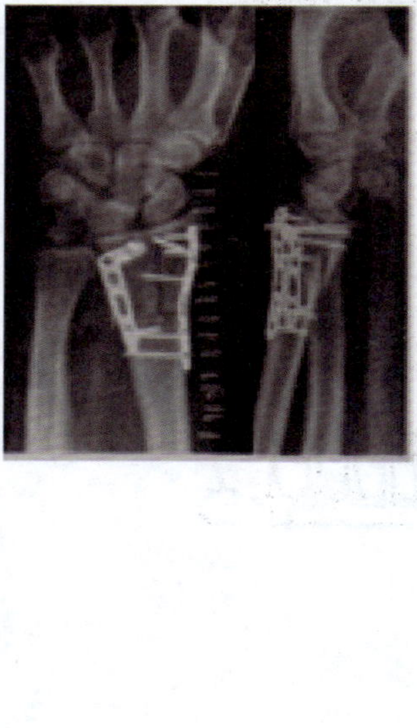

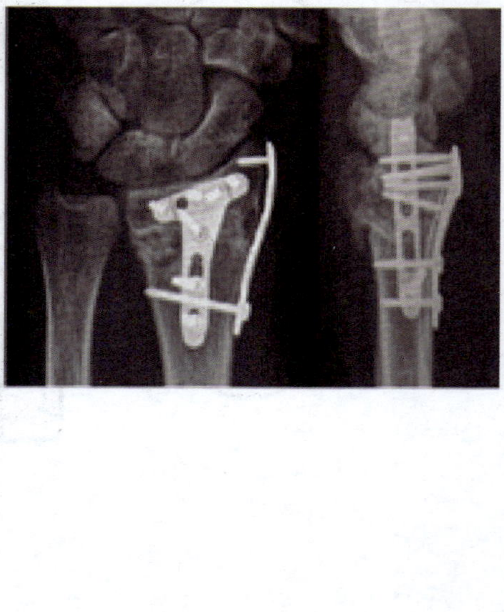

伤后如何进行功能锻炼？

手腕作为我们最灵活的关节，受伤后如果不注意腕关节和肘关节功能的训练，后期很可能会导致功能障碍；试想如果手腕不能动了，那简直是要命的事啊！

但是受伤后不同时期训练的原则不同，两周之内属于炎症反应期，这个时候要注意患者局部有无肿、痛、颜色变化。如果没有，可以进行等长功能的收缩训练。等长就是让患者关节活动度不发生位移、不做功，只要不引起疼痛，不损伤患者即可。

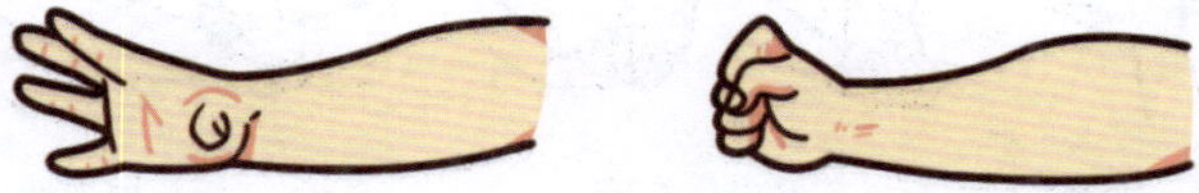

(1)伸展　(2)握拳

第 2～4 周属于软骨痂形成期，可以适当增加手功能的训练，注意不能做引起疼痛的功能训练。只要不引起疼痛，可以适当进行被动关节度活动，特别是对于手指功能的训练。

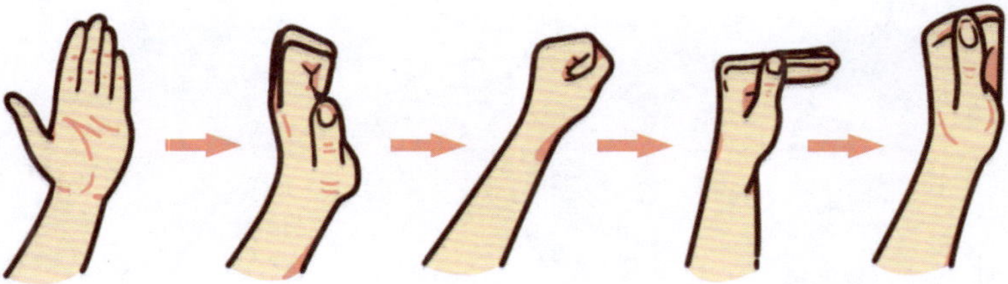

到第 4～8 周要注意关节活动度的训练，尤其是腕关节和肩关节的功能训练，为后期的日常生活打下坚实的基础。

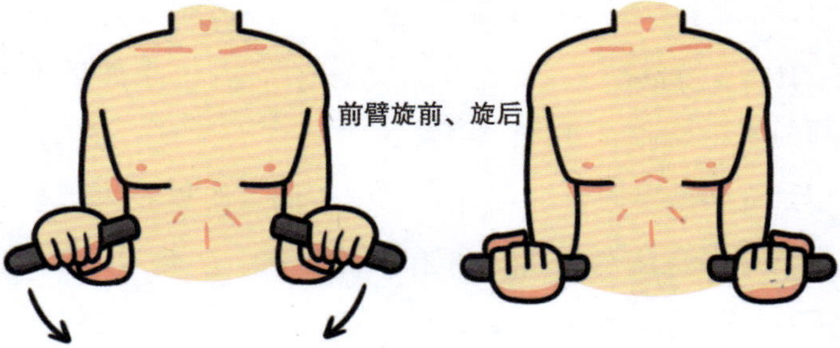

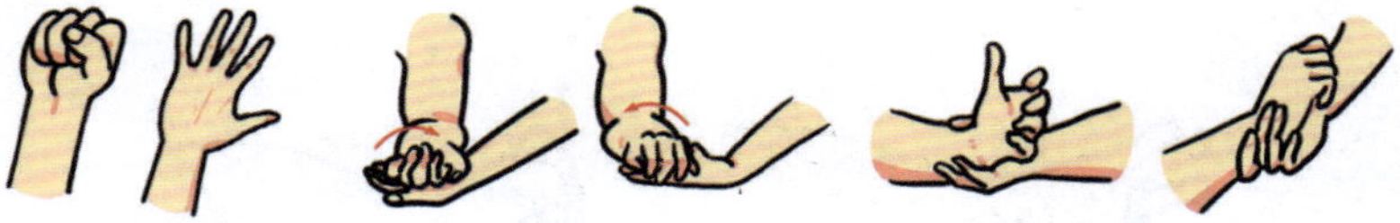

握拳、分指、伸指　　前臂内外旋转　　腕、肘屈伸

第 12 章

如何预防跌倒？

哪些人群容易发生跌倒？

以下这些人群易跌倒，看完千万要注意！年龄大于 65 岁的人；曾经跌倒过的人；肢体活动障碍、步态不稳的人；听力、视力下降的人；贫血的人；体位性低血压的人；服用影响意识行为的药物如镇静安眠药的人；营养不良的人；虚弱、头晕的人；缺少照顾的人；意识不清的人；睡眠障碍的人等。跌倒看似一件小事，但对于这些容易发生跌倒的人可是相当危险的，我们一定要提高防范意识，防患于未然。

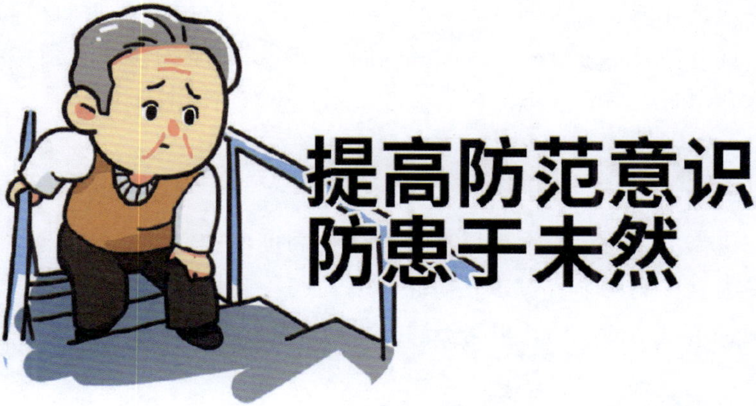

为预防跌倒平时该如何选择衣裤鞋袜?

预防跌倒从穿着细节做起，正确选择衣裤鞋袜能减少跌倒的发生。袜子要合脚，最好不穿较滑的丝袜；裤子不可过长，防止踩到裤脚发生跌倒；鞋带不可过长，防止鞋带松解或是系的不好造成踩到鞋带发生跌倒，选鞋时最好选择松紧带的鞋；鞋的软硬要适宜，过软容易发生反折跌倒，鞋底应防滑。

易跌倒的人应选择什么样的沙发?

应选择高度适中的沙发。什么叫适中呢?以膝盖至脚的距离为宜。同时沙发不可过软，应配有牢固的扶手，起立时可以方便撑起；后靠背尽量有适应腰椎曲线的弧度，不致坐久了引起劳累。

易跌倒的人应如何选择睡床?

讲完了沙发，睡床也要选择合适的高度的，同样以膝盖至脚的距离为宜；宽度不宜过窄，防止翻身时掉下床。对于老年人群，最好配备可活动的床档，根据不同的需要调整床档高度。

为预防跌倒，对楼梯通道有何要求?

楼梯通道为大家的公共领域，一是不可存放杂物，以防绊脚后

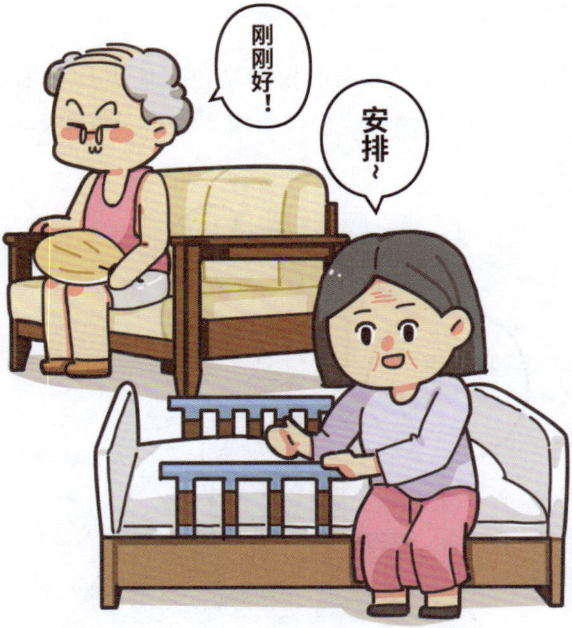

跌倒的发生；二是收好地面过长的电线或放置在高处；三是门槛边最好颜色分明；楼梯应有防滑栏；保持良好的照明设施也对预防跌倒非常重要。

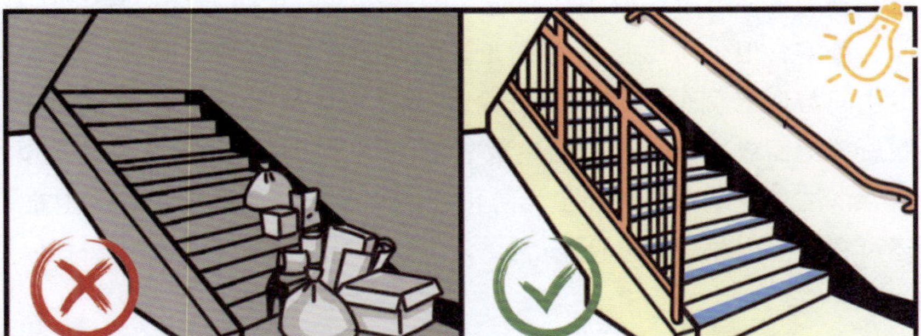

什么样的地面材质有利于预防跌倒?

地面要平整，防滑。实木地板和复合木地板具有木头的天然纹理、脚感好，对预防跌倒有很好的作用，且相对暖和不易着凉。

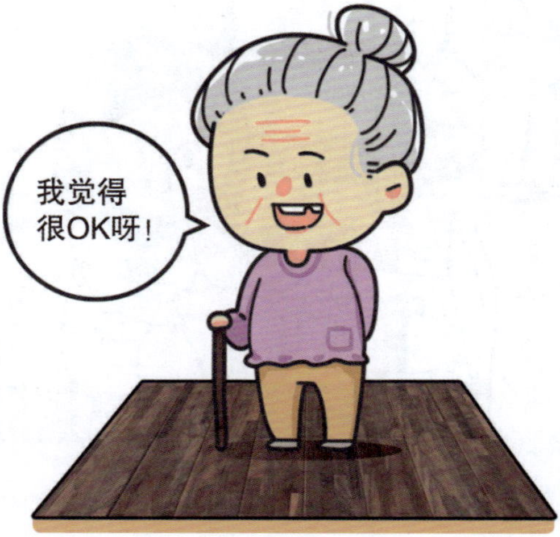

为预防跌倒，房间应如何布置？灯光有什么要求?

行走通道要宽；家具要求简单明了，稳固放置，不随意变换位置；移动物品要及时收纳，防止绊倒；老人的房间要尽量靠近卫生间；卧室、卫生间尽量阳关充足，利用自然光线照明较好；卧室、卫生间与两者间的通道放置安全扶手，装备夜明灯；厨房、浴室、厕所等地面放置防滑垫；浴室放置有安全扶手的座椅，方便坐着沐浴，浴缸最好就不要选择了，防止进出时绊倒；如果患者行动困难，还可在卧室内放置简易便椅等。

老人睡在单独的卧室，如果发生跌倒，怎么办？

习惯睡于单独卧室的老人，如果发生跌倒，切忌立即站起！您的急切动作，可能会加重本已骨折的骨头，或使骨断裂处刺到您的心肺等重要器官危及生命。正确的做法是慢慢来，先从仰卧位转向俯卧位，再匍匐向前爬行，慢慢移到坚实可支撑的平面向上引伸。也可以在稍事平静后呼叫家人帮助，有条件的可在房间安置呼叫装置，非专业人员发现跌倒的老人应呼叫 120 进行救治。

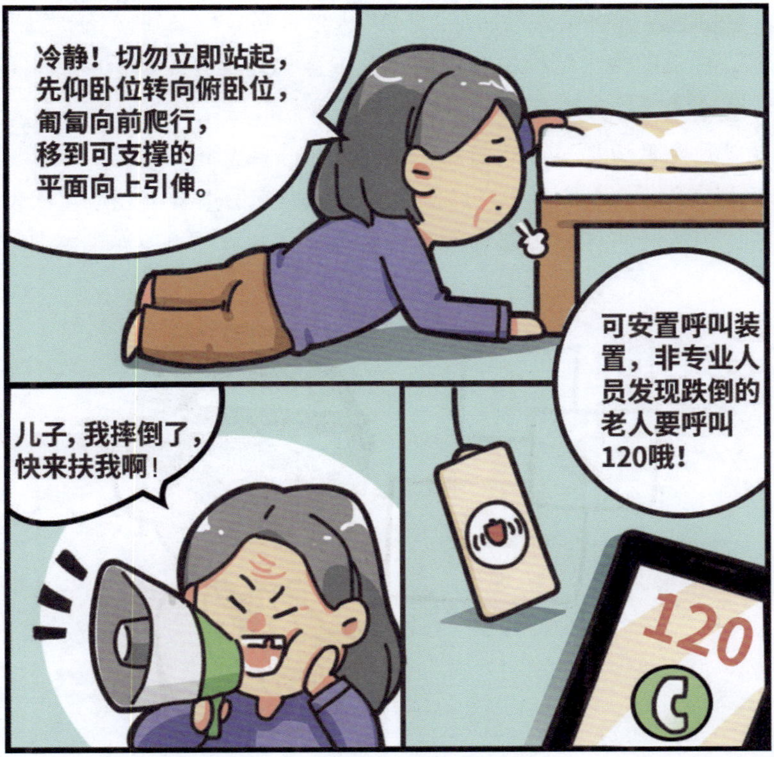
冷静！切勿立即站起，
先仰卧位转向俯卧位，
匍匐向前爬行，
移到可支撑的
平面向上引伸。
儿子，我摔倒了，
快来扶我啊！
可安置呼叫装
置，非专业人
员发现跌倒的
老人要呼叫
120哦！
120

第 13 章

骨质疏松症防治一般措施有哪些？

对骨质疏松症应当以预防为主，防治结合。我们把骨质疏松症的预防主要分为三个等级：

“一级预防”是无病防病，应该从小做起，包括建立良好的生活习惯、科学的饮食结构、合理的体育锻炼计划及充足的阳光照射等。

“二级预防”是有病早治，对于高危人群应定期进行筛查，一旦发现骨量降低应尽早开始治疗，延缓或阻止疾病进展。

“三级预防”是预防已经发生骨质疏松症的患者出现或再次发生骨折，因为骨折才是最终导致患者致死率或致残率升高的直接原因。

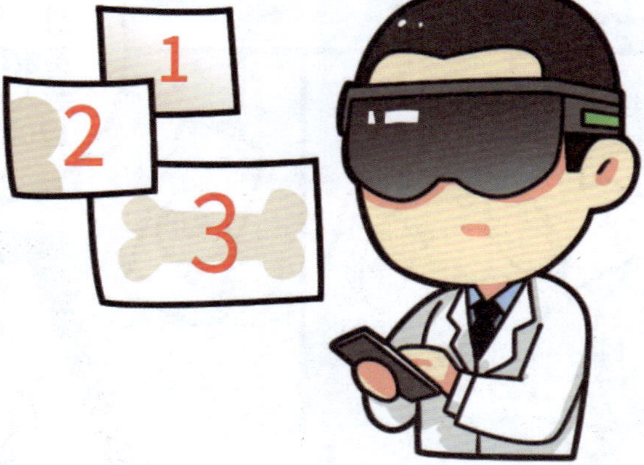

骨质疏松的防治有哪些一般措施呢？

骨质疏松症是可防可治的。人的各个年龄阶段都应当注重骨质疏松症的预防。婴幼儿时期和青壮年时期的生活方式都与骨质疏松症的发生有密切联系。人体骨骼中的矿物含量在 30 多岁达到最高，医学上称之为峰值骨量。

峰值骨量越高，可以理解成是人体中的“骨矿银行”储备越多，那么到老年发生骨质疏松症的时间越推迟，程度也越轻。老年后积极改善饮食和生活方式，坚持钙和维生素 D 的补充可预防或减轻骨质疏松。骨质疏松症的防治应当从日常生活做起，包括调整生活方式和骨健康基本补充剂等一般措施。

❶ 调整生活方式

(1) 均衡膳食。增加饮食中钙及适量蛋白质的摄入，低盐饮食。钙质的摄入对于预防骨质疏松症具有不可替代的作用。推荐每日蛋白质摄入量为 0.8～1.0 g/kg 体质量，并每天摄入牛奶 300 ml 或相当量的奶制品。鼓励戒烟、限酒，避免过量饮用咖啡或碳酸饮料，减少骨质疏松的发病危险。

(2) 增加日光照射。我们中国人日常饮食中所含维生素 D 非常有限，大量的维生素 D_3 依赖皮肤接受阳光紫外线的照射后合成。经常接受阳光照射会对维生素 D 的生成及钙质吸收起到非常关键的作用。正常人平均每天至少 20 分钟日照。防晒霜、遮阳伞也会使女性患骨质疏松症概率加大。平时户外光照不足的情况下，出门又要涂上厚厚的防晒霜或者用遮阳伞，会影响体内维生素 D 的合成。因此建议尽量不涂抹防晒霜，以免影响日照效果。但需注意避免强烈阳光照射，防止烈日灼伤皮肤。

(3) 适量运动。人体的骨组织是有生命的，人在运动中肌肉的活动会不停地刺激骨组织，使骨骼更加强壮。运动还有助于增强机体的反应性，改善平衡功能，减少跌倒的风险。这样骨质疏松症就不容易发生。

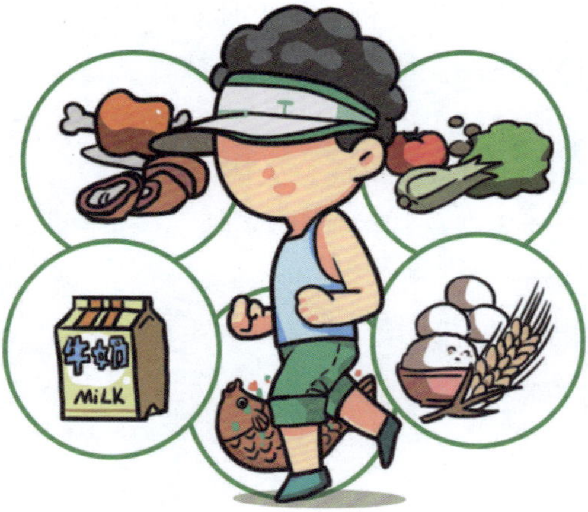

（4）预防跌倒。老年人往往视力发生减退，肌力减低，同时平衡功能及机体的反应能力下降，容易发生跌倒、导致骨折，老年人90％以上的骨折由跌倒引起。

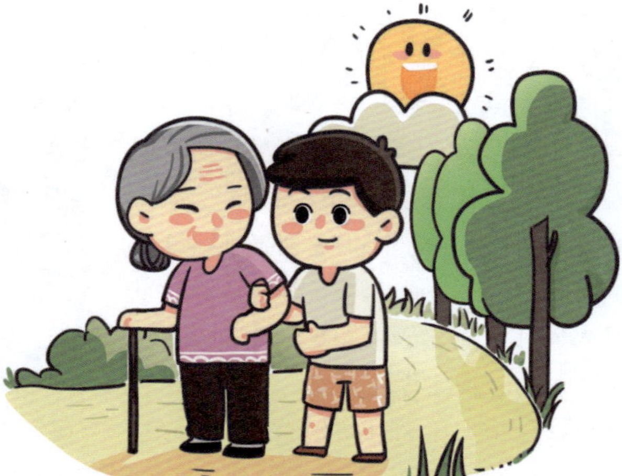

❷ 骨健康基本补充剂

（1）钙剂。

摄入充足的钙对获得理想骨峰值、减缓骨丢失、改善骨矿化和维护骨骼健康大有裨益。2013 版中国居民膳食营养素参考摄入量（表 13-1）建议，成人每天钙推荐摄入量为 800 mg（元素钙），50 岁及以上人群每日钙推荐摄入量为 1 000～1 200 mg。优先通过饮食摄入充足的钙，当饮食中钙摄入不足时，再通过钙剂补充。钙剂选择需考虑其钙元素含量、安全性和有效性。不同种类钙剂中的元素钙含量见表 13-2。补充钙剂需适量，否则可能增加肾结石和心血管疾病的风险。钙剂与其他药物联合使用，对抗骨质疏松效果较佳。

（2）维生素 D。

摄入充足的维生素 D 可增加肠钙吸收、促进骨骼矿化、保持肌力、改善平衡能力和降低跌倒风险。同时补充钙剂和维生素 D 可降低骨质疏松性骨折风险。我国维生素 D 不足状况普遍存在。2013 版中国居民膳食营养素参考摄入量（表 13-3）建议，成人推荐维生素 D 摄入量为 400 IU（10 mg）/d；维生素 D 用于骨质疏松症防治时，剂量可为 800～1 200 IU/d。建议老年人酌情检测血清 25-（OH）D 水平，以了解患者维生素 D 的营养状态，指导维生素 D 的补充。在临床应用维生素 D 制剂时需要注意个体差异和安全性哦！定期监测血钙和尿钙浓度。

表 13-1　中国营养学会膳食钙参考摄入量

年龄段	膳食钙参考摄入量（mg/d）
＜6 个月	200
7～12 个月	250

续表

年龄段	膳食钙参考摄入量（mg/d）
1～3 岁	600
4～6 岁	800
7～10 岁	1 000
11～13 岁	1 200
14～17 岁	1 000
18～49 岁	800
＞50 岁	1 000
早孕期	800
孕中晚期、哺乳期	1 000

表 13-2　不同钙剂元素钙含量

化学名	元素钙含量（%）
碳酸钙	40.00
磷酸钙	38.76
氯化钙	36.00
醋酸钙	25.34
枸橼酸钙	21.00
乳酸钙	18.37
葡萄糖酸钙	9.30
氨基酸螯合钙	20.00

表 13-3　中国营养学会膳食维生素 D 参考摄入量

年龄段	维生素 D 推荐摄入量（IU/d）
＜65 岁	400
≥65 岁	600
孕期、哺乳期	400

（以上表格引自：中国居民膳食营养素参考摄入量速查手册［M］. 北京：中国标准出版社，2014.）

第 14 章

骨质疏松症的药物治疗有哪些？

有哪些药物可治疗骨质疏松症？

正常的骨代谢分为骨合成代谢和骨分解代谢，二者相互平衡，维持骨量的动态稳定，如果骨分解代谢多于骨合成代谢就很可能会导致这种稳定性的破坏，从而引起骨质疏松症。那么治疗骨质疏松症，显而易见的、理想的药物应增加骨合成代谢、促进新骨生成，同时降低骨分解代谢、抑制骨丢失。

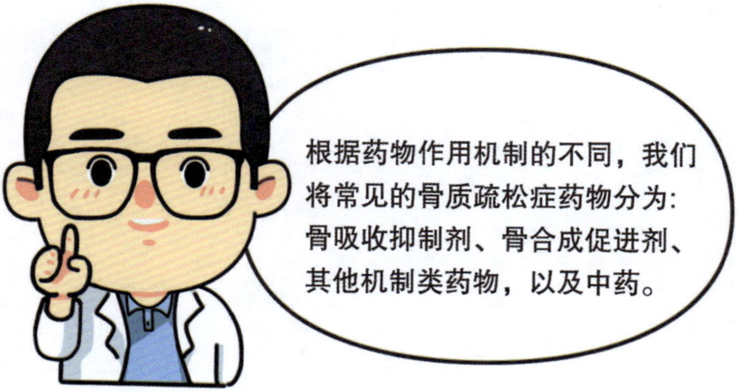
根据药物作用机制的不同，我们将常见的骨质疏松症药物分为：骨吸收抑制剂、骨合成促进剂、其他机制类药物，以及中药。

❶ 抑制骨吸收类药物

（1）双膦酸盐类：作为目前主流的一线抗骨质疏松药物，主要包括阿仑膦酸钠、利塞膦酸钠、唑来膦酸、伊班膦酸钠。

（2）选择性雌激素受体调节剂（SERMs）：尤其适用于围绝经期体内雌激素水平变化较大的绝经后妇女人群的骨质疏松症。可以较为有效降低骨转换回到女性绝经前水平，阻止骨丢失、增加骨密度。

（3）降钙素类：对骨质疏松性骨折后的急性骨丢失和疼痛有较好的治疗作用；主要包括鲑鱼降钙素、鳗鱼降钙素等。

❷ 促进骨形成类药物

重组人甲状旁腺激素片段 1-34（rhPTH 1-34）：暂时是市面上唯一一种促骨合成药物，缺点是费用较贵。具有增加成骨细胞分泌胶原、促进骨基质形成及其矿化、促进骨形成、改善骨重建的作用，能够有效增加骨密度，显著降低绝经后妇女椎体和非椎体骨折风险。

❸ 其他类抗骨松药物

维生素 K 类如四烯甲萘醌可促进骨形成、抑制骨吸收、提高骨量。此外，人工虎骨粉、异黄酮类及淫羊藿类复合物等中成药对骨质疏松症患者有减轻疼痛、提高骨密度的疗效。

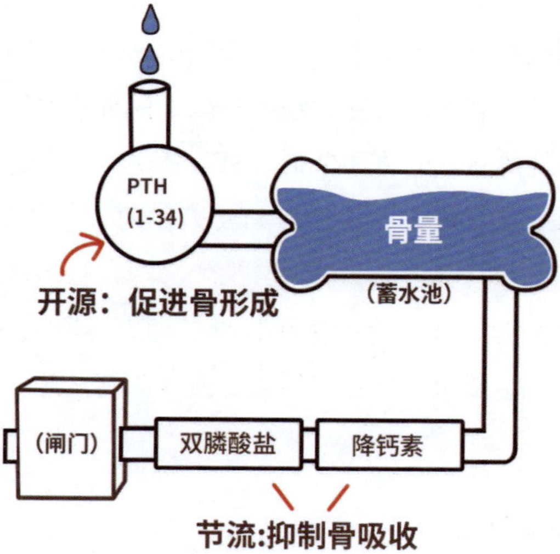

总的来说，抗骨质疏松症药物干预需要根据骨质疏松症的严重程度及个体因素的差异性，同时考虑药物的适应证和禁忌证、临床疗效、安全性、经济性和依从性等诸多因素，合理规范应用。所以记得到正规医院由专业医生检查自己的实际情况哦！

第 15 章

骨质疏松症如何进行康复锻炼？

科学地治疗骨质疏松症不仅要靠“嘴”（饮食和药物），还要迈开腿（康复锻炼），骨质疏松症患者的康复锻炼主要包含以下四个方面：①运动疗法；②物理疗法；③作业疗法；④康复工程。

1 运动疗法

俗话说得好，“生命在于运动”。骨质疏松症患者也是如此。然而，一些骨质疏松症患者却对运动敬而远之，害怕一不小心就会骨折。但实际上，预防和减轻骨质疏松的方法，恰恰就是锻炼。

良好的运动习惯能维持身体功能，延缓骨骼的退化。其机制有三：①机械应力引起骨的应答，以及骨的功能性外力适应，提高骨强度和生物力学特性；②运动调节机体内分泌系统，促进雌激素合成；③运动能调节骨代谢的信号通路，维持骨形成和骨吸收之间的动态平衡。具体来讲就是运动负荷直接作用于骨骼，并间接通过肌肉的收缩作用于骨骼，使骨骼产生应变。骨骼的应变有一个阈值范围，当应变低于下限时，骨量丢失；当应变超过上限时，骨量增加；当应变在上下限之间时，骨量将稳定在一定的水平。运动对骨代谢的影响首先可具体反映在骨代谢过程中成骨细胞和破骨细胞活动显现的骨形成和骨吸收等方面。运动不足造成的力学刺激减少，一方面增加骨吸收，另一方面减少骨形成，最终导致骨量减少、骨质疏松症形成。

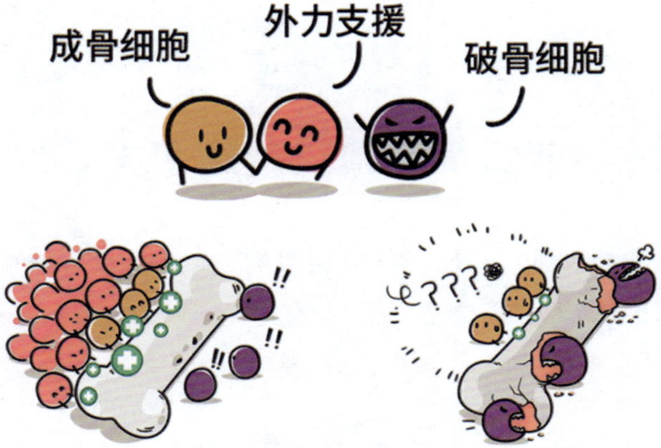

成骨细胞“小人”受到外力的支援拼命工作　　失去外力支援后，破骨细胞占上风反攻

很多人认为骨质疏松症患者的骨头很脆弱，易骨折，不适合运动。确实，骨质疏松症患者的骨头是很脆弱，容易骨折，但并非不适合运动。其实骨质疏松症更要运动，运动可锻炼肌肉，肌肉强健可保护骨骼。但是对于已经患有骨质疏松症的中老年朋友们，小编建议要在医生的指导下进行正确的锻炼，而且尽量遵循以下原则：①运动前要做热身，运动强度要适可而止；②体位和动作变化的时候不要太快；③运动后心率最好不超过 170 减去年龄（比如您 60 岁，心率就最好不超过 170－60＝110）；④运动的频次和运动量根据自身身体情况调节；⑤运动过程中有任何不舒服都需要立即停止。

考虑到骨质疏松患者脆弱的骨骼，运动时要格外小心，能做的运动主要包括以下四种：有氧运动（如慢跑、游泳）；抗阻运动（如负重练习）；冲击性运动（如体操、跳绳）、振动运动（如全身振动训练）。当然，对于老年朋友们则以有氧运动、渐进性抗阻运动为主，同时可加入中国传统养生功法进行练习，如八段锦、五禽戏、太极拳等。

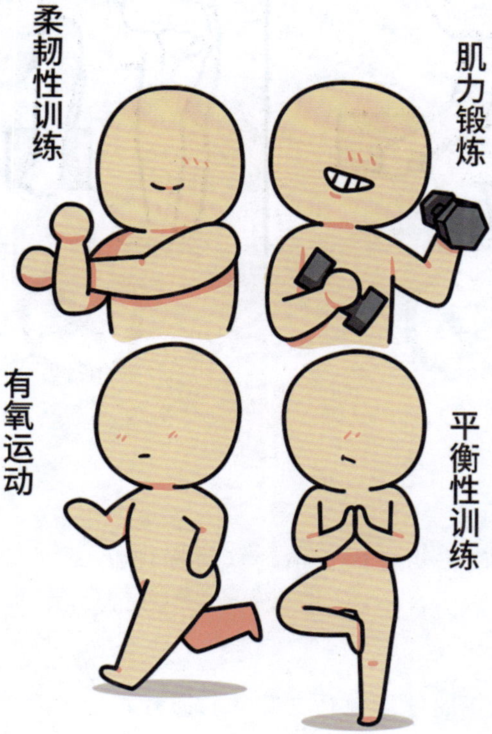

需要注意的是，骨质疏松患者要避免弯腰和高强度运动，以防脊柱和腰部受损。尤其是弯腰搬起重物时，应格外小心，避免脊柱过度负重，正确的搬重物方式如图所示，应下蹲，保持胸部始终朝向前方，而不是深弯腰。

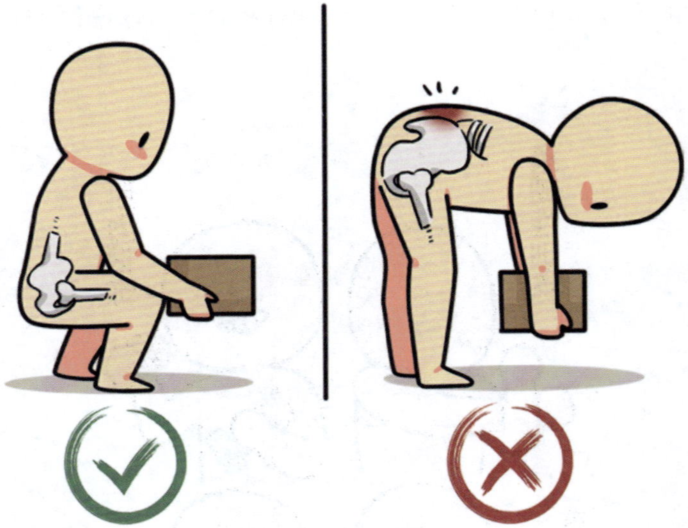

② 物理疗法

物理治疗或称物理因子治疗（简称理疗）。理疗源于古希腊，即应用自然界的力量治病。理疗被公认是绿色疗法，对人体无毒副作用。

骨质疏松症的理疗包括光疗法、磁疗法、电疗法、温热疗法、水疗法等。循证医学提示磁疗法优于其它理疗技术，是有效的干预手段。电磁技术治疗骨科疾病始于1812年，不同电磁场频率具有不同的生物学效应，且只有动态应变才引起骨组织的重建反应，而静态应变不是成骨刺激的来源，因此采用脉冲电磁场治疗骨骼疾病。基础研究发现，脉冲电磁场能够诱导成骨细胞因子，促进成骨细胞的增殖和分化，降低破骨细胞形成，诱导破骨细胞凋亡，改善微循环，促进骨基质合成分泌，促进胰岛素样生长因子、骨形态发生蛋白、β-转化生长因子等的合成，促进软骨细胞增殖和骨样组织形成等。脉冲电磁场治疗能够改善骨质疏松症患者的临床症状和骨密度结果，是一种安全有效的骨质疏松症治疗选择，具有与药物疗法互补的优势。

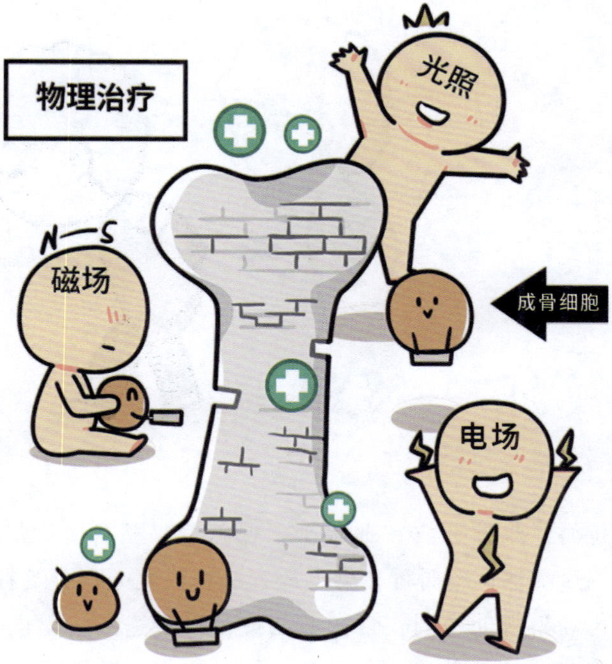

③ 作业疗法

作业疗法俗称“工疗”，主要是针对骨质疏松症患者进行康复宣教，指导患者正确的姿势，改变不良习惯，提高安全性。正如学校老师给学生布置作业一样，医生根据不同患者的情况，来给患者布置任务去完成，既达到治疗目的，还可以分散患者注意力，缓解患者因骨质疏松症引起的焦虑和抑郁。

例如，纠正不正确的姿势，错误姿势将对脊柱产生高负荷，导致生理曲度改变，后突畸形最为明显，严重的前屈体位会使步态放慢，同时不稳定性增加，如下图所示：

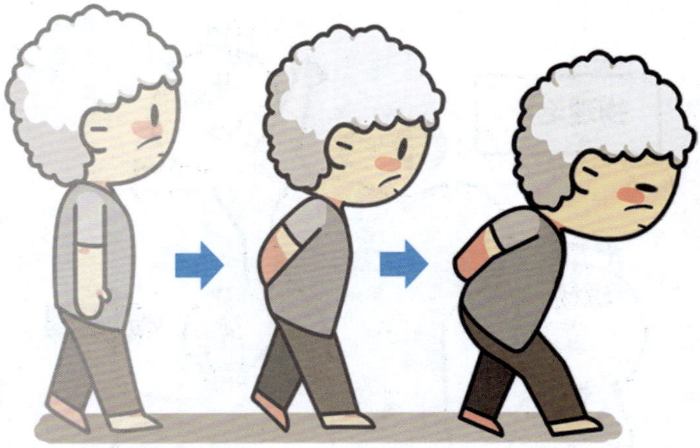

如坐位时，双脚平放在地板上，保持髋、膝各 90°位（身材矮小、椅子高度无法调整时可在脚下放置踏板或凳子作为支撑）；在腰部垫一毛巾卷来帮助得到正常的前凸或得以舒适。站立位时双腿分开与肩同宽，同时肩保持直立，勿前够、后仰。睡觉时，则在颈下放一软枕（将枕骨微微托起即可），若是习惯侧卧位休息，可在双腿之间放置枕头，以保持正确的力线。

④ 康复工程

被设计出来辅助老人行走的拐杖，却并不怎么招他们喜欢。但老年朋友，不管您喜不喜欢，如果感觉自己身体平衡性不好，需要借助支撑物才能保持身体平衡，就应该使用拐杖；尤其是视力不佳的老人，拐杖可以帮助避让行动途中的障碍及危险；因为患有严重骨质疏松症的老年人，比较容易摔跤，使用拐杖以防摔倒受伤。有的老年人在经常使用拐杖后，发现它还可以提供诸多方便，很可能激发行动欲望，反而有助于多活动腿脚，保持身体健康。

使用拐杖时，最关键是要选择质量好且轻便的。时下一些拐杖增加了相对人性化的附属功能，老年人在确保拐杖使用安全的前提下，视自身具体需求选择不同类型的拐杖。例如，“拐杖凳”可以在走累时，打开来当成椅子坐着休息；带有照明功能的拐杖，可以为老年人在光线不足时提供光源等。

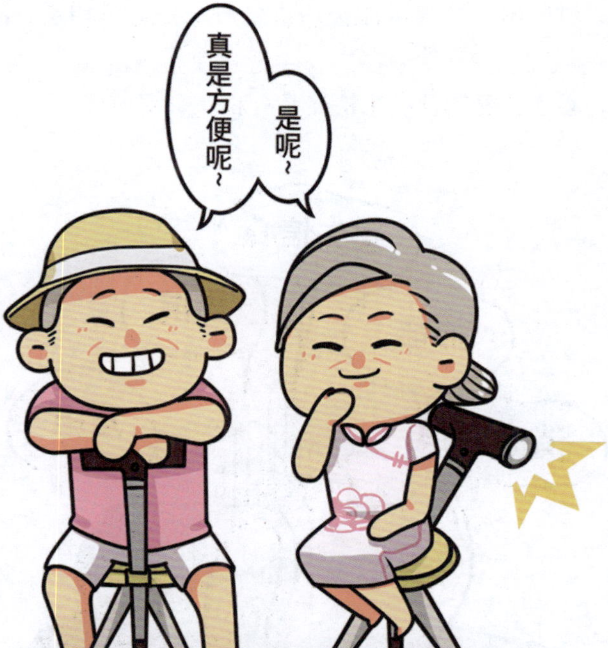

第 16 章

骨质疏松症患者如何进行心理状况的防治？

骨质疏松症不仅会给患者带来肉体上的痛苦，还会给工作和生活带来许多的挑战，伴随而来的症状和长期的治疗会让很多患病的朋友进入恐惧、焦虑、抑郁、丧失自信心等“黑洞”里出不来，造成心理和精神上很大的负担。患者的心理状况同样会作用于病情，低落的情绪、消极的心理很可能会加重骨质疏松症；相反，舒畅的心情、愉悦的精神对骨质疏松的治疗才会有大的帮助！

其实，心理状况和骨质疏松症是会相互影响的喔！

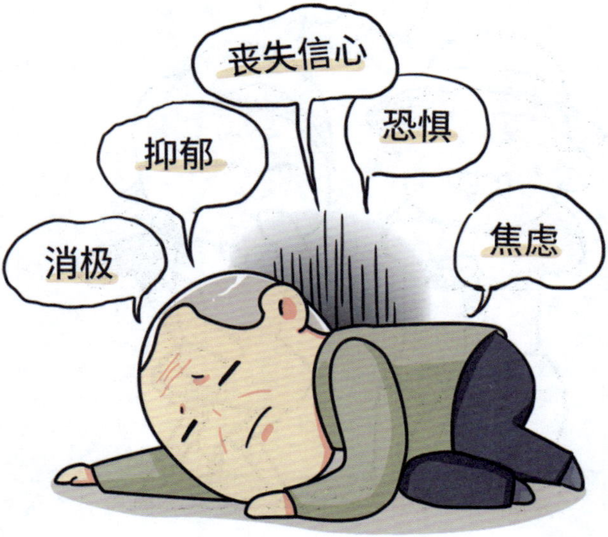

1 骨质疏松症对心理状况有何危害？

骨质疏松症患者可能会出现腰背疼痛、驼背、骨折、胸闷、气短、牙齿松动脱落等症状，这些症状引起患者的自主生活能力下降、使他们的活动范围受到限制、缺少与外界的交流，长时间下来自然会心情沮丧、自尊心下降、喜静不活动，更严重者可能还会出现恐惧、焦虑、抑郁、丧失自信心等负面情绪……甚至变得沉默寡言、悲伤、哭泣、倔强易怒。

2 心理状况对骨质疏松症治疗有什么影响？

好情绪和好心态有助于骨质疏松症的治疗。主要包括以下三个方面：

（1）良好的情绪可以调动人体的内在潜能，调节内分泌功能和激素代谢，抑制骨吸收、促进骨基质的合成，有利于骨量的保持，就像是降低老树被“风干”的速度。

（2）良好的情绪能够消除精神紧张，放松肌肉，促进饮食的消化与吸收，使人摄取足够的钙、磷、蛋白质、维生素等营养素，从而预防骨质的流失，如同老树吸收了肥料，不容易被“风干”。

（3）良好的情绪还让人更愿意参加运动，适量的运动能对骨骼产生刺激，接受阳光紫外线照射也有利于钙的吸收，这都有利于保持骨量。

而相反地，消极的心理会加重骨质疏松症。主要包括以下三个方面：

（1）抑郁或悲观的消极心理会使人的代谢失去平衡，内分泌紊乱，从而打破骨组织合成的平衡，减少骨形成，最终使骨量减少，从而加重骨质疏松症。

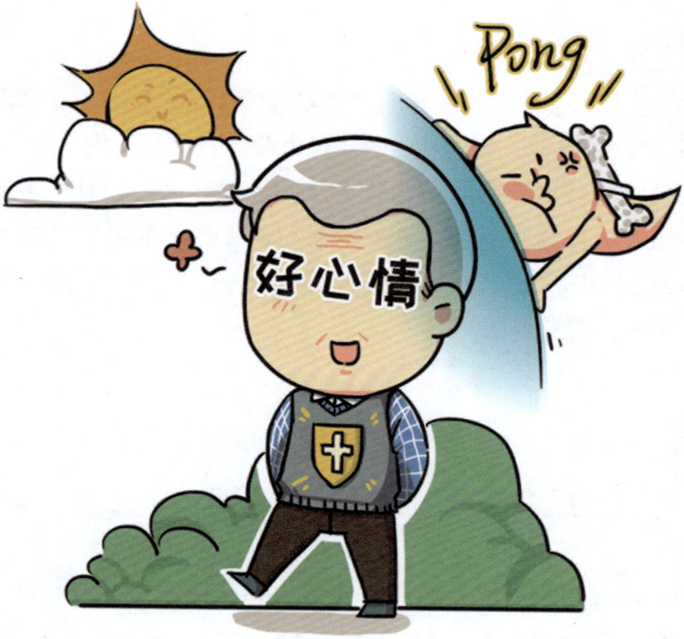

（2）消极的心理还会让人食欲下降，使得营养素摄入不足，但与此同时营养素的排出还在持续，这种“入不敷出”的情况会让骨量减少。

（3）忧郁、烦恼等悲观心理更是会对运动欲望产生大不利影响，闭门不出就会减少每日的运动量，骨骼缺少刺激，不利于骨量的保持。

3 骨质疏松症不用怕，心情舒畅帮您远离它

骨质疏松症经过饮食、运动的调护，以及药物的治疗是能够有效控制的，但这是一场马拉松，患病的朋友应该要有足够的信心和

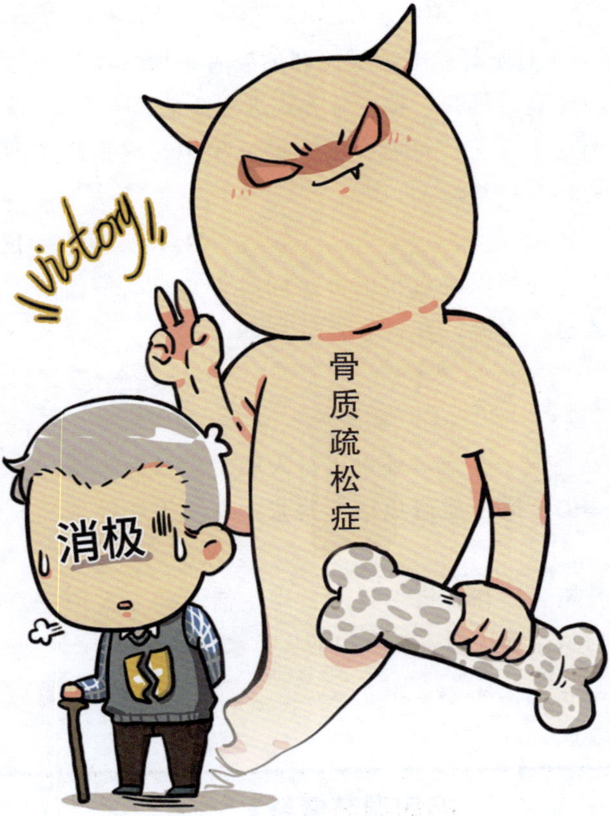

耐心跑到终点，在这个过程中千万不要放弃，坚持到底才能取得胜利。在治疗的过程中可以通过以下方法来调节自己的情绪，保持积极向上的心态。

（1）适度参加休闲活动。休闲活动是集运动、趣味、艺术于一体的活动，如唱歌、跳舞、绘画、郊游等。这些活动不仅有一定的运动量，又可以调节情绪，使心情舒畅，不仅有利于调节内分泌系统、维持人体激素代谢水平、促进营养的吸收，还能提高自信心。

不参加休闲活动，长期卧床骨质疏松可能会越来越严重。需要注意的是，参加休闲活动既要有“量”，又要有“度”，标准以不让身体出现疲劳感为好。对于行动不是很便利的患者来说，通过家人的帮助也可以尽可能地通过搀扶、按摩等方式进行活动。

（2）与他人聊天。可能在治疗的过程中，根据病情的变化，患者自己内心会有情绪波动，这个时候将自己的感受和忧虑向医护人员（健康专家）、病友以及家人说出来是很好的方法，不仅可以释放内心的压力，还可以将自己的诉求同时告知自己信任的人或与有相同诉求的人进行交流，有利于治疗。

（3）有规律地安排生活、工作和治疗。有计划地安排自己每天的运动、饮食、工作和治疗可以消除身上的不良习惯，例如吸烟、饮酒、饮浓咖啡等。患者还可以每天制定小目标来增加自己的自信心。有规律的生活还能避免精神紧张，有助于松弛神经，令人健康愉快。

（4）长期卧床和骨折患者的日常生活需要专人护理，更应该将自己内心的感受和忧虑告诉身边的人，还应该充分认识到自己存在的价值，经常鼓励自己，积极地配合治疗，相信能够恢复身体功能。

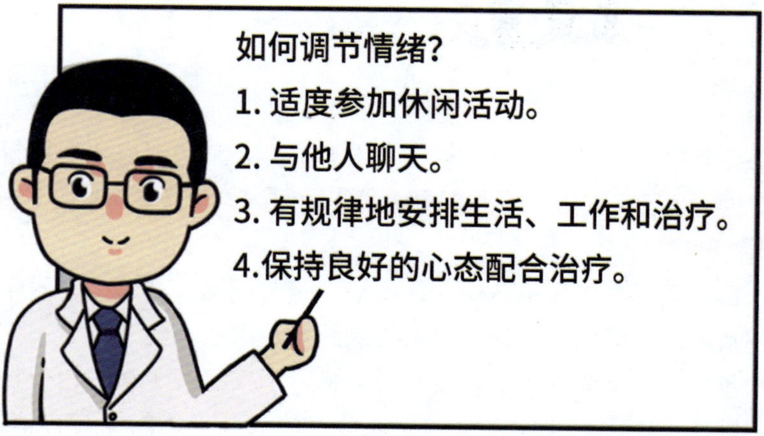

第 17 章

骨质疏松症防治的 11 点注意事项，您知道吗？

骨质疏松症防治，须注意以下 11 点事项：

1 骨质疏松症是可以预防、可以治疗的慢性病。

2 大家在各个年龄阶段都要注重骨质疏松的预防，婴幼儿时期的养育方式和年轻人的生活方式都与成年后骨质疏松的发生有着密切的联系。

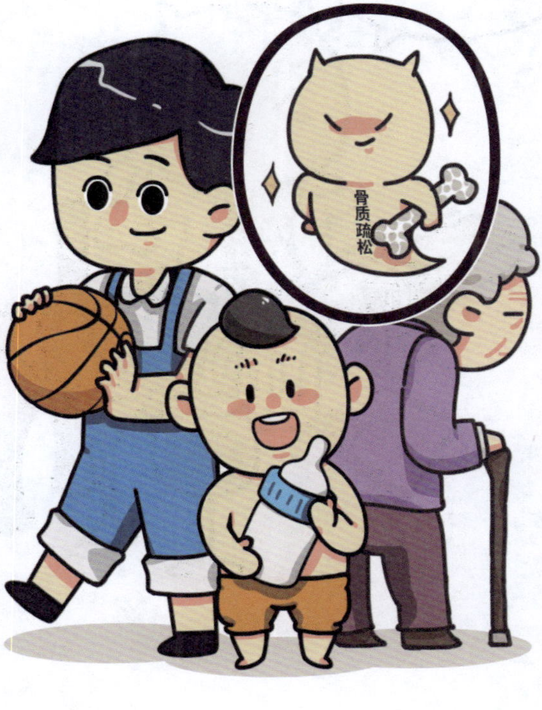

❸ 富含钙、低盐的均衡饮食方式和适量补充蛋白质对预防骨质疏松大有裨益。

❹ 不论是男性还是女性，吸烟都会增加骨折的风险。

❺ 切莫过量饮酒。每日饮酒量应当控制在标准啤酒 570ml、白酒 60ml、葡萄酒 240ml 或开胃酒 120ml 之内。

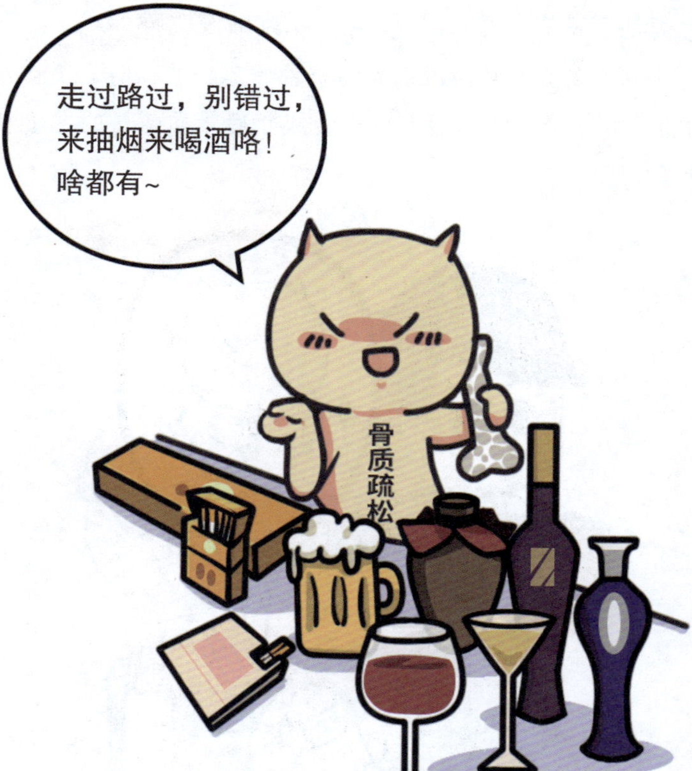
走过路过，别错过，
来抽烟来喝酒咯！
啥都有~
骨质疏松

戒烟限酒

⑥ 步行或跑步等有氧运动能够起到提高骨强度的作用。

⑦ 平均每天至少 20 分钟日照。充足的光照会对维生素 D 的生成及钙质吸收起到非常关键的作用。

⑧ 适当的负重运动可以让身体获得及保持最大的骨强度。

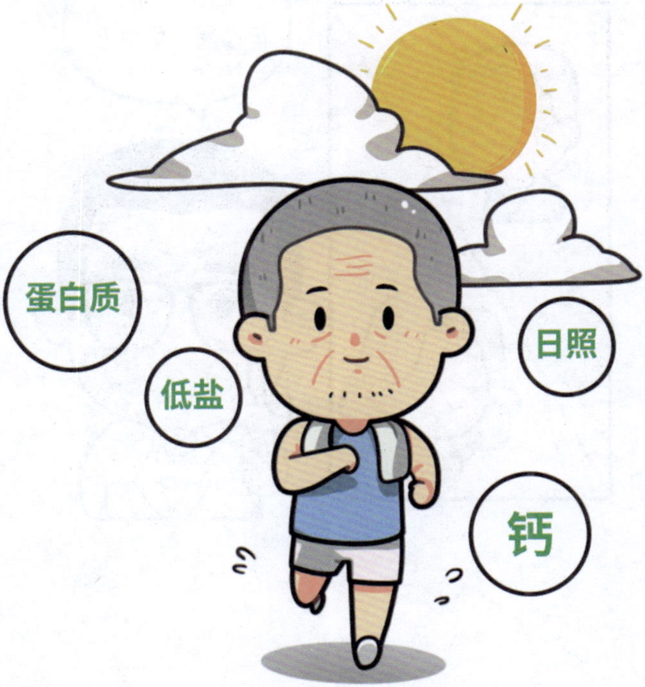

提高骨强度

⑨ 预防跌倒。老年人 90% 以上的骨折由跌倒引起。

⑩ 高危人群应当尽早到正规医院进行骨质疏松检测，尽早诊断及治疗。

⑪ 相对不治疗而言，骨质疏松症任何阶段开始治疗都不晚，但早诊断和早治疗能使患者大大受益。

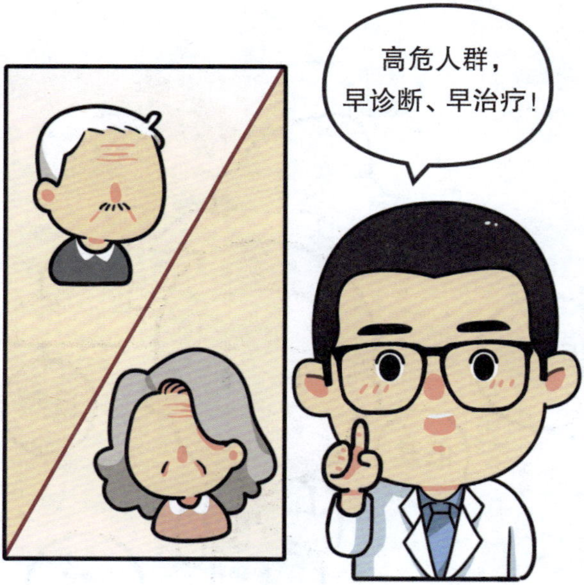